わが国の母子保健

令和3年

JN123661

は　じ　め　に

　わが国の母子保健対策は、昭和22年、厚生省に児童局が設置され、同時に母子衛生課の新設、児童福祉法の制定が行われたのを契機に、児童保護対策の一環として逐次内容が充実されてきた。その後、対策の一層の推進のためには、母性の保護も含め、母と子の健康に関する一貫した体系が必要であるとの観点から、昭和40年に母子保健法が制定された。

　この時期、わが国の経済は、他国に類を見ないほどの高度成長を遂げ、全般的な衛生水準も大幅に向上した。このような状況のもと、母子保健法の理念に基づいて、健康診査や保健指導をはじめとする母子保健対策の充実が図られ、乳児死亡率が1.9（令和元年）と世界最低となるなど母子保健の水準は著しく向上している。

　一方、近年の少子化、核家族化、女性の社会進出の増加等母と子の健康をめぐる様々な環境の変化は大変大きいものがあり、母子保健の面でもそれぞれの地域の特性に即した母子保健対策の推進が必要となっている。

　こうした状況に対応して、平成6年に母子保健法が改正され、住民に身近な市町村において妊娠、出産、育児や乳幼児保健についてきめ細かくかつ一貫したサービスの提供を図るという観点から、健康診査、訪問指導の実施主体が都道府県から市町村に一元化され、平成9年度より実施されることとなった。

　また、これまでの母子保健の取組みの成果を踏まえて、残された課題と新たな課題を整理し、21世紀の母子保健の取組みの方向性や目標値を示すものであり、関係機関・団体が一体となって推進する国民運動である「健やか親子21」は、平成13年から平成26年までを計画期間として進められた。平成17年と平成22年に中間評価を、平成25年に最終評価を行った。最終評価報告書で示された今後の課題や提言をもとに、6回にわたる検討会で議論を進め、平成26年3月に検討会報告書をとりまとめ、平成27年から10年間を計画期間とした「健やか親子21（第2次）」が開始された。5年目となる令和元年に中間評価を行った。

　また、同年12月に成育過程にある者及びその保護者並びに妊産婦に対し必要な成育医療等を切れ目なく提供するための施策の総合的な推進に関する法律が施行

されたため、「健やか親子21（第2次）」は同法の趣旨を踏まえ、取組を推進している。

　さらに、成育過程にある者の心身の健やかな成育が確保されることが重要な課題となっていること等に鑑み、関連する施策を総合的に推進していくことを目的として、成育過程にある者及びその保護者並びに妊産婦に対し必要な成育医療等を切れ目なく提供するための施策の総合的な推進に関する法律（略称「成育基本法」）が平成30年に公布され、令和元年に施行された。

　本書は、母子保健の現状と諸施策をとりまとめたものである。今後、母子保健対策が地域の実情に即して展開されるよう、本書が十分に活用されることを期待したい。

目
次

図表目次

1. 母子保健行政の歴史

1. おいたち

　わが国の母子保健は、大正の当時出生千人に対して180人以上もあった乳児死亡を減少させるため、大正５年に保健衛生調査会が設置され、母子衛生に関する実態調査を数年間にわたって行ったこと、その後全国の主要都市に小児保健所を設置しようとする動きや、地方自治体及び民間事業として妊産婦に対する巡回産婆や産院、乳児院等が徐々に普及してきたことに始まる。

　昭和12年には、保健所法が制定され、母子衛生は、結核予防とともに保健所の重要な事業とされ、母子保健事業がここで初めて行政の軌道にのることになった。また同年、及び翌13年には、母子保護法と社会事業法が相次いで制定され、母子に対する保護が公衆衛生と社会福祉の両面から進められることになった。一方、同９年には、皇太子ご誕生を記念して恩賜財団母子愛育会が設立された。

　愛育会は、その事業の一つとして、11年以降、母子衛生地域組織としての愛育村事業を通じて、農村の母子保健事業を推進してきた。しかし当時始まった日中戦争の拡大で戦時体制は次第に濃厚になり、昭和15年に国民体力法が制定され、乳幼児の健康診査や保健指導が全面的に行われ、同17年の妊産婦手帳の創設により保健指導は乳幼児から妊産婦まで、次第に拡大されていくことになった。しかしながら、太平洋戦争へのエスカレートによって、期待されるような大きな行政成果をみることなく終戦を迎えた。

2. 戦後の母子保健行政の進展

　戦後、わが国の母子保健行政は、公衆衛生の一環として、いわゆるGHQ（占領軍総司令部）の指示と援助によって、総体的に大きく飛躍した。

　昭和22年、厚生省（現厚生労働省）に児童局（現子ども家庭局）が設置され、局内に母子衛生課（現母子保健課）が置かれ母子保健行政を所管することとなった。また同年の児童福祉法の制定、23年９月の母子衛生対策要綱の決定により行政運営の根本方針が明らかにされ、母子衛生の進展が図られることになった。これに基づき、

　妊産婦・乳幼児の保健指導（昭23）

　育成医療（昭29）

　未熟児対策（昭33）

　新生児訪問指導（昭36）

　3歳児健康診査（昭36）

など各種の保健と福祉対策が相次いで実施されてきた。その結果、乳児死亡率は著しく改善され、妊産婦の死亡も年々減少し、わが国の母子保健の水準は、戦前とは比較にならないほど向上した。しかし、乳児死亡、周産期死亡、妊産婦死亡など母子の健康に関してなお改善されなければならない問題が多く取り残されており、この解決のためには、妊産婦のみならず、その前段階の女性の健康管理を含め一貫した母性保健対策の強化を図る必要があった。また、児童福祉法が、児童の福祉を図ることを目的とし、保健よりもいわゆる福祉対策に重点が置かれていたことから、広く母性と乳幼児の保健を対象とした母子保健の単独法が必要であるとの認識が高まった。

　このため、昭和39年4月、中央児童福祉審議会に「母子保健福祉施策の体系化と積極的な推進について」諮問し、同年12月、同審議会母子保健部会から中間報告が行われた。この中間報告に基づき、昭和40年8月に新たに母子保健法が制定された。この法律により、これまでの単に児童の健全育成を図るための児童ならびに妊産婦を対象とする母子保健から、さらに対象を広め、母性の保護と尊重、母性及び乳幼児の健康の保持・増進、母性及び乳幼児の保護者自らが進んで母子保健に対する理解を深め、その健康の保持・増進に努力するという母子保健の理念が明らかにされるとともに、母子の一貫した総合的な母子保健対策として推進されることになった。

3. 母子保健対策の推進

　母子保健法の施行後は、対策面ではまず、

　母性・乳幼児の健康診査および保健指導に関する実施要領（昭41）が示され、次いで、

　母子保健推進員制度（昭43）

　妊産婦糖尿病に対する医療援助と保健指導（昭43）

　先天性代謝異常に対する医療援助（昭43）

　医療機関に委託して行う健康診査事業（昭44）

　民間の関係諸団体の参加による母子保健推進会議の設立（昭45）

　心身障害の予防に関する総合的研究（昭46）

　小児がん治療研究（昭46）

9

母子保健体操の普及指導（昭46）

慢性腎炎・ネフローゼ治療研究（昭47）

小児慢性特定疾患治療研究事業（医療援助）（昭49）

母子保健・健全育成住民会議発足（昭50）

市町村母子保健事業（昭51）

１歳６か月児健康診査（昭52）

先天性代謝異常検査事業（昭52）

家族計画特別相談（遺伝相談）事業（昭52）

妊娠中毒症等療養援護事業（対象疾患の拡大）（昭53）

先天性代謝異常検査事業の拡大（クレチン症を対象）（昭54）

先天性代謝異常症に対する特殊ミルク共同安全開発事業（昭55）

等の事業が進められるとともに、健康診査の徹底、医療給付の拡大等、従来実施されてきた制度の充実が図られてきた。

　一方、母子を取り巻く社会環境の急激な変化のなかで、母子保健施策のいっそうの推進を図るための方向づけについての検討が要請された。このため、昭和54年６月に家庭保健基本問題検討委員会が設置され、同56年12月にその検討結果が報告された。また、同58年７月には、中央児童福祉審議会から「今後の母子保健施策のあり方について」意見具申がなされた。特に、この意見具申においては、母子を取り巻く情勢を踏まえ、新たなニーズに対応した母子保健施策の展開を求めている。その大きな柱として、①妊産婦・乳幼児の健康診査と保健指導の充実、②周産期医療施設の整備、③健康教育の充実、④母子保健体制の整備等について指摘している。

　さらにその後、昭和59年には、乳幼児期に発生する小児がんの一つである神経芽細胞腫について、その早期発見、治療を図るためのマス・スクリーニング（尿検査）、思春期の男女を対象として、思春期特有の医学的問題、性に関する悩み等についての相談体制の整備、国庫補助による周産期医療施設の整備が始まった。

　昭和60年からは、わが国の肝疾患の主要原因であるＢ型肝炎の感染を防止するために、Ｂ型肝炎母子感染防止事業を実施している。

　以上のように、わが国の母子保健は、児童福祉法、母子保健法の下で逐年施策が整備されるとともに、医学、医療技術等の進歩と相まって、乳児死亡率をはじめとする母子保健指標にみられるように、世界のトップレベルを示すに至っている。一方では、少子化、核家族化の進行や都市化、女性の社会進出等によって、子どもを生み育てる環境は大きく変化している。

　平成元年12月に発表された中央児童福祉審議会母子保健対策部会の「新しい時代の母子保健を考える研究会」の報告書では、今後の母子保健について、次のように５項目の基本的な考え方と具体的な施策が提言されている。

①「こころ」の健康の重視
　　・思春期相談窓口の設置
　　・思春期の子を持つ親等への支援
　　・乳幼児のこころの健康確保のための対策

②家庭や職場を含めた地域ぐるみの対応の重視
　　・父親の育児参加のための方策
　　・職場における妊婦支援のための方策
　　・職場や地域における育児環境の整備

③住民の自主グループの支援
　　・育児グループの支援

④相談事業や健康診査後指導の重視
　　・妊婦やその家族を対象とした相談体制の強化
　　・迅速な訪問指導体制の確立
　　・新生児に関する電話相談体制の検討

⑤健康に関する諸科学の進歩への対応
　　・小児期からの成人病予防対策
　　・３歳児健康診査の充実（視聴覚検査の実施）

　一方、母子医療に関しては、「これからの母子医療に関する検討会」（厚生省児童家庭局長の私的懇談会）から、平成４年５月、次のような提言がなされた。

①妊産婦死亡率の改善
②新生児医療の更なる向上
③子育てを支援する体制整備
④慢性疾患を持つ子どもたちへの対応

　出生率の低下、高齢化が進み、児童を健全に産み育てていくことがますます重要な課題となっているなかで、これらの提言を踏まえての検討や具体化が順次行われている現状であり、さらに住民により身近な母子保健サービスの提供をめざして、平成６年６月には母子保健法の改正がなされた。その後、各市町村において「市町村母子保健計画」を策定するなどして、十分な準備をした上で、平成９年４月から、３歳児健診等の基本的な母子保健サービスが市町村により提供されることとなった。

少子化の一層の進行や女性の社会進出など、子どもを取り巻く環境の変化に対応するため、平成6年12月に概ね10年間を目途として取り組むべき施策を社会保障だけでなく総合的な計画としてとりまとめた「今後の子育て支援のための施策の基本的方向について」（エンゼルプラン）が策定された。当施策の具体化の一環として、大蔵、厚生、自治の3大臣合意により、「当面の緊急保育対策等を推進するための基本的考え方」（緊急保育対策等5カ年事業）が策定され、母子保健施策としては、乳幼児健康支援一時預かり事業や小児医療施設・周産期医療施設の整備が盛り込まれた。

　さらに、平成11年12月には、少子化対策推進関係閣僚会議において、今後、政府が中長期的に進めるべき総合的な少子化対策の指針として「少子化対策推進基本方針」が策定された。この中で、重点的に実施すべき対策の具体的実施計画を取りまとめることとされたことから、厚生大臣をはじめとする6大臣の合意により、「重点的に推進すべき少子化対策の具体的実施計画」いわゆる「新エンゼルプラン」が策定され、母子保健関係施策としては、乳幼児健康支援一時預かり事業、周産期医療ネットワークの整備、不妊専門相談センターの整備等が盛り込まれることとなった。

　また、21世紀の母子保健のビジョンを示す「健やか親子21」検討会報告書が平成12年11月に取りまとめられた。この報告書は、既に世界最高水準となっているわが国の母子保健の残された課題や新たな課題を整理し、母子保健の取組の方向性を示している。目標値を設定し、関係機関・団体が一体となって推進する国民運動計画として位置付けられ、2001年（平成13年）から2010年までの10年間を対象期間としている。中間の2005年には「健やか親子21」推進検討会により、中間評価・見直しを行った。また、同検討会において、妊産婦に対する気遣いなど、やさしい環境づくりに関して広く国民の関心を喚起するため、マタニティマークを募集・選考し、平成18年3月に発表した。

マタニティマーク

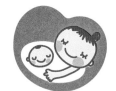

　平成21年3月には、次世代育成支援対策推進法に基づく後期計画と一体的に推進することが、「健やか親子21」の目標の達成に効果的であると考えられることから、計画期間を4年延長し、2014年（平成26年）までとすることとなった。また、平成21年度には、「『健やか親子21』の評価等に関する検討会」により、第2回中間評価を実施し、指標の見直し・新たな指標の設定を行った。

　平成13年から平成26年までの計画期間が終了することから、平成25年11月に、「健やか親子21」の最終評価報告書をとりまとめた。平成26年5月には、「健やか親子21」の指標の達成状況や今後の課題を踏まえた「『健やか親子21（第2次）』について検討会報告書」をとりまとめ、平成27年4月からの10年計画として「健やか親子21（第2次）」を策定した。

計画の中間年となる令和元年度には、「健やか親子21（第2次）」の中間評価等に関する検討会により、中間評価が実施され、2024年の目標達成に向けて、残された課題への取組を推進している。

また、「健やか親子21（第２次）」を進める観点から、母子保健計画策定指針を示し、従来の市町村に加え、都道府県にも母子保健計画の策定を求めることとなった。

なお、平成15年３月に「次世代育成支援に関する当面の取組方針」を少子化対策推進関係閣僚会議において決定し、計画的な取組を推進するとともに、これらの取組の円滑な推進を図るため、地方自治体や大企業に対し、行動計画の策定を義務づける「次世代育成支援対策推進法」と地域における子育て支援の取組強化を図るための「改正児童福祉法」が平成15年７月に成立し、この中で母子保健分野について「母性並びに幼児の保健の確保及び増進」という点について盛り込まれた。平成26年には、次世代育成支援対策推進法の期限延長のための法改正が行われ、同年11月に新たに策定された行動計画策定指針においては、計画の策定に当たり、妊産婦や乳幼児に対する健康診査等地域における母子保健施策等の充実が図られる必要があることが示されたほか、「健やか親子21（第２次）」の趣旨を十分踏まえた計画とすることとされた。

さらに、平成16年６月に閣議決定された「少子化社会対策大綱」に盛り込まれた施策について、その効果的な推進を図るため、平成16年12月、「子ども・子育て応援プラン」（少子化社会対策大綱に基づく重点施策の具体的実施計画について）が策定された。

本計画では、平成21年度までの５年間に講ずる具体的な施策内容と目標を掲げるとともに、目指すべき社会の姿として、母子保健関係では、
・周産期、乳幼児期の安全が確保される（周産期、新生児、乳児・幼児死亡率の世界最高水準を維持・向上する）
・全国どこでも子どもが病気の際に適切に対応できるようになる（すべての小児救急医療圏で小児救急医療体制が整備されるなど、小児医療体制が充実している）
等が盛り込まれている。

政府全体としての取組みを進めるために、新たに子ども・子育て支援の総合的な対策である「子ども・子育てビジョン」が平成22年１月29日に閣議決定された。この中で、子どもが主人公（チルドレン・ファースト）であると位置付け、社会全体で子どもと子育てを応援する社会の実現を目指し、今後５年間で目指すべき施策内容と数値目標が盛り込まれた。このうち、「３つの大切な姿勢」の一つとして、「妊娠・出産の安心・安全と子どもの健康を守るための環境整備や支援」を進めることとされており、具体的には、妊婦健診や出産に係る経済的負担の軽減、不妊治療への支援などの施策が盛り込まれている。

さらに政府全体の子ども・子育て支援対策を進めるため、平成24年には「子ども・子育て支援法」が成立し、平成27年4月1日から子ども・子育て支援新制度が始まることとなったが、母子保健分野については、妊婦健康診査が地域子ども・子育て支援事業の一つに位置づけられた。

　これらの取組に加えて、平成25年6月には、少子化社会対策を「新たなステージ」に高める観点から、「少子化危機突破のための緊急対策」が少子化社会対策会議において決定され、母子保健関係施策としては、妊娠・出産等に関する情報提供や啓発普及、地域「相談・支援拠点」づくり、産後ケアの強化などの施策が盛り込まれた。これを踏まえ、平成26年度には、産後ケア等各地域の特性に応じた妊娠期から子育て期にわたるまでの切れ目ない支援を行うためのモデル事業を実施した。

　また、平成26年12月には、地方の人口減少と地域経済縮小を克服するための「まち・ひと・しごと創生総合戦略」が閣議決定され、この中で、若い世代の結婚・出産・子育ての希望を叶える観点から、子育て世代包括支援センター（妊娠期から子育て期にわたるまでの切れ目ない支援を実施するワンストップ拠点）の整備を進め、おおむね5年後までに地域の実情等を踏まえながら全国展開を目指すこととされた。

　このため、平成27年度以降、子育て世代包括支援センターにおいて全ての妊産婦等の状況の継続的な把握・情報の一元化などを図るなど、これまでの取組を強化した妊娠・出産包括支援事業を行うこととしている。

　加えて、平成28年5月に成立した「児童福祉法等の一部を改正する法律案」により、子育て世代包括支援センターは母子保健法上に「母子健康包括支援センター」として位置づけられ、市町村での設置の努力義務等が法定化された。また、同年6月に閣議決定された「ニッポン一億総活躍プラン」においても、2020年度末までの全国展開を目指す旨が明記された。

　さらに、成育過程にある者の心身の健やかな成育を確保することを目的として、令和元年12月に施行された、成育過程にある者及びその保護者並びに妊産婦に対し必要な成育医療等を切れ目なく提供するための施策の総合的な推進に関する法律に基づき、医療、保健、教育、福祉等の関連する施策を総合的に推進していくこととしている。また、産後ケア事業についても、同事業の法制化を内容とする母子保健法改正法が令和元年度に公布された。

表1　主な母子保健施策（年次別）

大正5年	保健衛生調査会設置
昭和9年	恩賜財団母子愛育会設立、愛育班活動
12年	保健所における妊産婦と乳幼児の保健指導実施（保健所法）
	母子保護法

13年	社会事業法
15年	乳幼児の健康診査や保健指導の全国実施（国民体力法）
17年	妊産婦手帳制度の創設
22年	厚生省に児童局新設。児童局に企画課、養護課、母子衛生課を置く
	児童福祉法公布
23年	妊産婦・乳幼児の保健指導
	母子衛生対策要綱
26年	身体障害児の療育指導
	補装具の交付
29年	育成医療
33年	未熟児養育医療と保健指導
	母子健康センターの設置
34年	結核児童療育の給付
36年	新生児訪問指導
	３歳児健康診査
39年	妊娠中毒症医療援助と保健指導
	児童局から児童家庭局に改める
40年	母子保健法公布
	母子栄養強化対策
43年	母子保健推進員制度
	先天性内臓障害を育成医療の対象に拡大
	妊産婦糖尿病医療援助と保健指導
	先天性代謝異常医療援助
44年	妊産婦健康診査の公費負担制度
	乳幼児の精密健康診査制度
45年	妊婦・乳幼児健康診査の拡充
	母子保健推進会議（民間団体）の設置
46年	心身障害の予防に関する総合的研究
	小児がん治療研究（医療費の公費負担）
	母子保健体操の普及指導
47年	慢性腎炎・ネフローゼおよび小児ぜんそくの公費負担
	育成医療に後天性心疾患および腎不全のとり入れ
	ＰＣＢ、農薬による母乳汚染疫学調査研究
48年	乳児健康診査の公費負担制度
	妊婦乳児の健康診査の所得制限撤廃
	母子保健地域組織育成
49年	小児慢性特定疾患治療研究事業（公費負担制度）
50年	母子保健・健全育成住民会議発足
51年	市町村母子保健事業
52年	１歳６か月児健康診査
	先天性代謝異常のマス・スクリーニングの実施
	家族計画特別相談（遺伝相談）事業
	母子保健指導事業
	市町村母子保健指導事業のメニュー化
53年	妊娠中毒症等療養援護事業の対象疾患の拡大
54年	総合母子保健センター整備
	新生児に対するクレチン症マス・スクリーニング
	妊婦健康診査内容の充実
55年	母子の緊急医療の充実
	先天性代謝異常症に対する特殊ミルク共同安全開発事業
59年	神経芽細胞腫マス・スクリーニング
	健全母性育成事業
	周産期医療施設整備事業
60年	B型肝炎母子感染防止事業
62年	１歳６か月児精密健康診査

63年	先天性代謝異常マス・スクリーニングの拡充（先天性副腎過形成症）
平成元年	思春期クリニック事業
2年	3歳児健康診査に視聴覚検査導入
	小児肥満予防教室
	思春期教室
	地域母子保健特別モデル事業
3年	思春期における保健・福祉体験学習事業
	乳幼児健全発達支援相談指導事業
	周産期救急システムの整備充実（ドクターカーの整備）
4年	出産前小児保健指導（プレネイタルビジット）事業
	病児デイケアパイロット事業
6年	海外在留邦人に対する母子保健情報の提供事業
	病後児デイサービスモデル事業（平成7年度より「乳幼児健康支援デイサービス事業」と改名し、平成10年度より「乳幼児健康支援一時預かり事業」と改名）
	共働き家庭子育て休日相談事業
	小児慢性疾患児手帳交付事業
7年	産後ケア事業
8年	生涯を通じた女性の健康支援事業
	都道府県母子保健医療推進事業
	母子保健強化推進特別事業
	周産期医療対策事業
	乳幼児発達相談指導事業
	妊婦健康診査内容の充実（超音波検査）
9年	子どもの心の健康づくり対策事業（平成15年度より「育児等健康支援事業」に統合）
	慢性疾患児の療育指導
10年	病棟保育士配置促進モデル事業
11年	遺伝相談モデル事業
12年	児童虐待防止市町村ネットワーク事業、「健やか親子21」国民運動計画策定
	休日健診・相談等事業
	新生児聴覚検査
13年	乳幼児健診における育児支援強化事業
15年	食育等推進事業
16年	特定不妊治療費助成事業（平成23年度「不妊に悩む方への特定治療支援事業」に名称変更）
	「少子化社会対策大綱」「子ども・子育て応援プラン」策定
17年	小児慢性特定疾患治療研究事業を児童福祉法に基づく法律補助事業として実施
	「健やか親子21」中間評価実施
20年	子どもの心の診療拠点病院機構推進事業（平成23年度「子どもの心の診療ネットワーク事業」に名称変更）
	妊婦健康診査臨時特例交付金（妊婦健康診査支援基金の造成）
21年	「健やか親子21」第2回中間評価実施
24年	児童虐待防止医療ネットワーク事業
25年	「健やか親子21」最終評価実施
26年	妊娠・出産包括支援モデル事業
27年	改正児童福祉法（小児慢性特定疾病医療費助成の義務的経費化等）施行
	「健やか親子21（第2次）」開始（平成27年4月より）
	妊娠・出産包括支援事業
29年	妊娠・出産包括支援事業の拡充（子育て世代包括支援センター開設準備事業）
	産婦健康診査事業
	新生児聴覚検査体制整備事業
令和元年	成育過程にある者及びその保護者並びに妊産婦に対し必要な成育医療等を切れ目なく提供するための施策の総合的な推進に関する法律（成育基本法）施行
	母子保健法改正法（産後ケア事業の法制化）公布
	「健やか親子21（第2次）」中間評価実施

図1　母子保健行政の推進体制

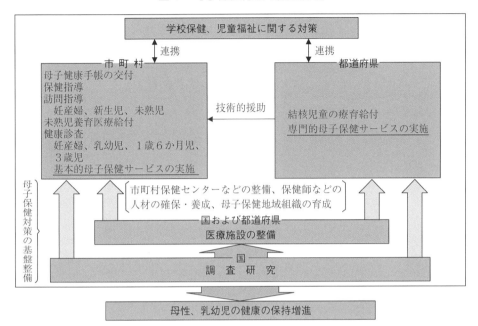

II. 母子保健の水準

　母子保健は、妊娠・出産・育児という一連の母性及び父性並びに乳幼児を中心とする児童を対象としている。母子保健の理念は、思春期から妊娠・出産を通して母性・父性がはぐくまれ、児童が心身ともに健やかに育つことを目指すものである。母子保健の水準を示す指標としては、乳児死亡率、周産期死亡率、妊産婦死亡率等が用いられている。

　わが国において、これらの指標がどのように推移してきたかを、保健・医療の進歩だけでなく経済・社会情勢の変化と併せて考えるとき、その全体像を理解し問題点を把握することができる。戦後わが国は、経済成長をとげ、GDPが世界のトップクラスとなり、国民の多くが中流意識や多様な価値観をもつようになり、物質的にも豊かになった。平成30年、乳児死亡率が1.9と世界のトップレベルをマークしたことは、わが国の母子保健が戦後前進し続けてきたことを示している。一方で、少産少死による人口の高齢化、核家族化、女性の社会進出等母子保健に直接・間接にかかわる変化が進んでおり、わが国の母子保健の更なる推進が期待されている。

1．主たる人口動態

　わが国の人口は、平成27年10月の国勢調査によれば1億2709万人に達しており、中国、インド、アメリカ合衆国、インドネシア、ブラジル、パキスタン、ナイジェリア、バングラデシュ、ロシアに次いで世界で第10位であり、世界人口に対する割合は1.7%となっている。一方人口密度は304.8人/km^{2}で、バングラデシュ、韓国、オランダ、ルワンダ、インド、ブルンジ、ハイチ、ベルギーに次いで第9位になっている。人口の年平均増加率（平成22～27年）は0.15%減で、大正9年の調査開始以来、初めての人口減少となっている。

　令和元年10月1日現在推計人口（総務省統計局）によると、わが国の人口は1億2373万1千人で、人口の年齢構成をみると、年少人口（0～14歳）は12.1%と年々減少しているが、老年人口（65歳以上）は28.4%と年々増加している。女性が生涯に産む子ども数の平均値を表す合計特殊出生率をみると、過去最低だった平成17年1.26から、25年1.43まで微増し、26年1.42、27年1.45、28年1.44、29年1.43、30年1.42、令和元年1.36と推移している。

　また、平成17年には自然増減数がマイナスとなり、18年に一時的にプラスに転じたものの、19年以降は13年連続でマイナスとなっている。人口の高齢化、少子化の傾向はますます顕著となり、将来の日本を担うべき人口を確保するために、母子保健の果たすべき責務はますます重要になってくると考えられる。

表2　母子保健に関する人口動態統計　明治33年〜令和元年

年次	出生率 （人口千対）	乳児 死亡率 （出生千対）	新生児 死亡率 （出生千対）	周産期 死亡率 （＊）	（参考） 周産期 死亡率 （＊＊）	妊産婦 死亡率 （出産10万対）	 （出生10万対）	死産率 （出産千対）
明治33年	32.4	155.0	79.0	…	…	397.8	436.5	88.5
38年	31.2	151.7	71.2	…	…	387.8	425.7	89.1
43年	34.8	161.2	74.1	…	…	333.0	363.6	84.2
大正4年	34.1	160.4	69.7	…	…	332.5	358.6	72.8
9年	36.2	165.7	69.0	…	…	329.9	353.4	66.4
14年	34.9	142.4	58.1	…	…	285.4	302.4	56.3
昭和5年	32.4	124.1	49.9	…	…	257.9	272.5	53.4
10年	31.6	106.7	44.7	…	…	247.1	260.1	50.1
15年	29.4	90.0	38.7	…	…	228.6	239.6	46.0
20年	…	…	…	…	…	…	…	…
25年	28.1	60.1	27.4	…	46.6	161.2	176.1	84.9
30年	19.4	39.8	22.3	…	43.9	161.7	178.8	95.8
35年	17.2	30.7	17.0	…	41.4	117.5	130.6	100.4
40年	18.6	18.5	11.7	…	30.1	80.4	87.6	81.4
45年	18.8	13.1	8.7	…	21.7	48.7	52.1	65.3
50年	17.1	10.0	6.8	…	16.0	27.3	28.7	50.8
55年	13.6	7.5	4.9	20.2	11.7	19.5	20.5	46.8
60年	11.9	5.5	3.4	15.4	8.0	15.1	15.8	46.0
平成2年	10.0	4.6	2.6	11.1	5.7	8.2	8.6	42.3
7年	9.6	4.3	2.2	7.0	4.7	6.9	7.2	32.1
12年	9.5	3.2	1.8	5.8	3.8	6.3	6.6	31.2
13年	9.3	3.1	1.6	5.5	3.6	6.3	6.5	31.0
14年	9.2	3.0	1.7	5.5	3.7	7.1	7.3	31.1
15年	8.9	3.0	1.7	5.3	3.6	6.0	6.1	30.5
16年	8.8	2.8	1.5	5.0	3.3	4.3	4.4	30.0
17年	8.4	2.8	1.4	4.8	3.3	5.7	5.8	29.1
18年	8.7	2.6	1.3	4.7	3.1	4.8	4.9	27.5
19年	8.6	2.6	1.3	4.5	3.0	3.1	3.2	26.2
20年	8.7	2.6	1.2	4.3	2.9	3.5	3.6	25.2
21年	8.5	2.4	1.2	4.2	2.9	4.8	5.0	24.6
22年	8.5	2.3	1.1	4.2	2.9	4.1	4.2	24.2
23年	8.3	2.3	1.1	4.1	2.8	3.8	3.9	23.9
24年	8.2	2.2	1.0	4.0	2.7	4.0	4.0	23.4
25年	8.2	2.1	1.0	3.7	2.6	3.4	3.5	22.9
26年	8.0	2.1	0.9	3.7	2.5	2.7	2.8	22.9
27年	8.0	1.9	0.9	3.7	2.5	3.8	3.9	22.0
28年	7.8	2.0	0.9	3.6	2.4	3.4	3.5	21.0
29年	7.6	1.9	0.9	3.5	2.4	3.4	3.5	21.1
30年	7.4	1.9	0.9	3.3	2.2	3.3	3.4	20.9
令和元年	7.0	1.9	0.9	3.4	2.3	3.3	3.4	22.0

（注）　1．＊出生及び妊娠満22週以後の死産千対
　　　　2．＊＊妊娠満28週以後の死産数に早期新生児死亡数を加えたものを出生数で除している。出生千対。
（資料）厚生労働省「人口動態統計」

$$出\quad 生\quad 率 = \frac{1年間の出生数}{日\ 本\ 人\ 人\ 口} \times 1,000$$

$$乳児死亡率 = \frac{1年間の生後1年未満の死亡数}{1\ 年\ 間\ の\ 出\ 生\ 数} \times 1,000 \quad 新生児死亡率 = \frac{1年間の生後28日未満の死亡数}{1\ 年\ 間\ の\ 出\ 生\ 数} \times 1,000$$

$$周産期死亡率 = \frac{1年間の周産期死亡率（妊娠満22週以後の死産＋早期新生児死亡）}{1年間の出産数（出生数＋妊娠満22週以後の死産数）} \times 1,000$$

$$妊産婦死亡率 = \frac{1年間の妊産婦死亡数}{1年間の出産数（出生数＋妊娠満12週以後の死産数）^{*}} \times 100,000$$

＊国際比較のため出生数を使うこともある。

$$死\quad 産\quad 率 = \frac{1年間の死産数}{1年間の出産数（出生数＋妊娠満12週以後の死産数）} \times 1,000$$

図2　出生数及び合計特殊出生率の年次推移　昭和22年～令和元年

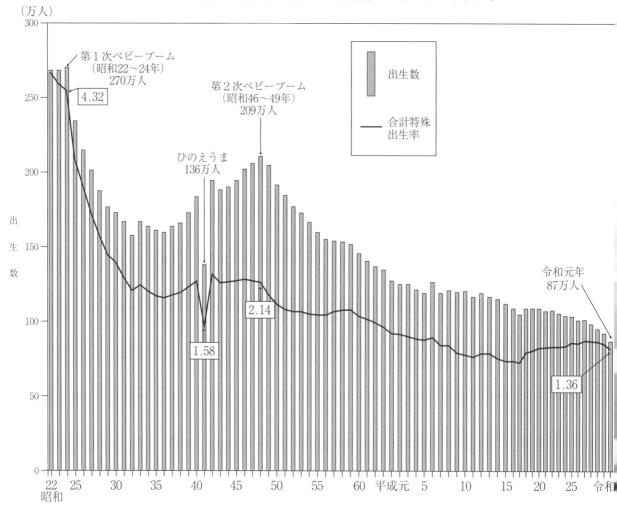

（資料）厚生労働省「人口動態統計」

2．乳児死亡

(1) 乳児死亡率

　生後１年未満の死亡を乳児死亡といい、通常出生千に対する乳児死亡数（乳児死亡率）で表す。乳児の生存は母体の健康状態、養育条件等の影響を強く受けるため、乳児死亡率は、地域及び社会全体の生活水準や衛生状態、保健水準を反映する指標の一つと考えられる。わが国においては、大正末期まで150を超えていた。第二次世界大戦直後（昭和22年）には76.7となったものの欧米諸国と比べると２倍以上であった。しかしそれ以後急速な改善をみて令和元年には1.9となり、世界のトップレベルを維持している。地域別、市郡別にみても、あまり大きな地域差はみられなくなってきている。

図３　年次別にみた乳児死亡率及び新生児死亡率　明治32年〜令和元年

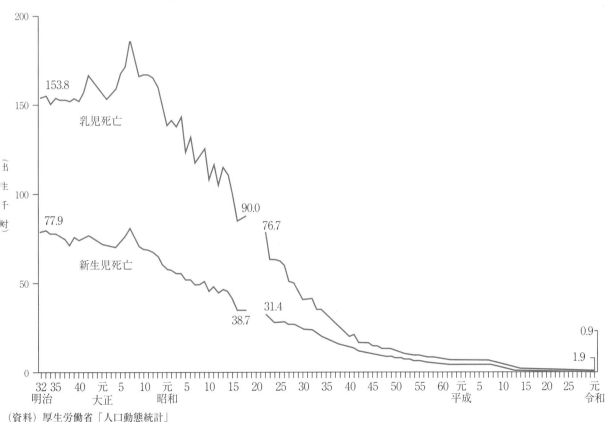

（資料）厚生労働省「人口動態統計」

表3 乳児死亡率の国際比較

（出生千対）

国名 \ 年次	昭和55年 (1980)	平成2年 (1990)	平成12年 (2000)	平成22年 (2010)	平成29年 (2017)
日　　　　本	7.5	4.6	3.2	2.3	1.9[19]**
カ　ナ　ダ	10.4	6.8	5.3	5.1[08]	4.5
アメリカ合衆国	12.6	9.1	6.9	6.1	5.9[15]
オーストリア	14.3	7.9	4.8	3.9	2.9
デンマーク	8.4	7.5	5.3	3.4	3.8
フランス	10.0	7.3[91]	4.4	3.5	3.6
ド　イ　ツ*	12.6	7.0	4.4	3.4	3.3
ハンガリー	23.2	14.8	9.2	5.3	3.5
イ　タ　リ　ア	24.5	8.5	4.5	3.2	2.7
オ　ラ　ン　ダ	8.6	7.1	5.1	3.8	3.6
ポーランド	21.3	16.0	8.1	5.0	4.0
スウェーデン	6.9	5.6	3.4	2.5	2.4
ス　イ　ス	9.1	7.1	4.9	3.8	3.5
イ　ギ　リ　ス	12.1	7.4[91]	5.6	4.3	3.9
オーストラリア	10.7	8.2	5.2	4.1	3.3
ニュージーランド	13.0	8.3[91]	6.1	5.1	3.8

（注）1．＊1990年までは、旧西ドイツの数値である。
　　　2．91) 1991　08) 2008　15) 2015　19) 2019
（資料）厚生統計協会「国民衛生の動向」
　　　　＊＊厚生労働省「人口動態統計」（日本）
　　　　UN「Demographic Yearbook」

(2) 乳児死亡の原因

　戦後は、肺炎・気管支炎や腸炎及びその他の下痢性疾患が多かったが、近年それらは減少し、令和元年は、先天奇形・変形及び染色体異常、周産期に特異的な呼吸障害等、不慮の事故、乳幼児突然死症候群、胎児及び新生児の出血性障害等の順となっている。

表4　都道府県別、乳児死亡率　令和元年

(出生千対)

都道府県	率	都道府県	率	都道府県	率	都道府県	率
全　　　国	1.9	千　　葉	2.0	三　　重	1.4	徳　　島	2.4
北　海　道	2.1	東　　京	1.4	滋　　賀	1.9	香　　川	1.2
青　　森	3.2	神　奈　川	2.0	京　　都	2.0	愛　　媛	1.2
岩　　手	2.2	新　　潟	1.9	大　　阪	1.7	高　　知	2.6
宮　　城	1.8	富　　山	1.2	兵　　庫	1.6	福　　岡	2.3
秋　　田	2.1	石　　川	2.0	奈　　良	1.8	佐　　賀	2.4
山　　形	2.3	福　　井	2.3	和　歌　山	1.2	長　　崎	2.6
福　　島	2.5	山　　梨	2.3	鳥　　取	2.8	熊　　本	2.0
茨　　城	2.9	長　　野	1.5	島　　根	2.2	大　　分	1.3
栃　　木	2.7	岐　　阜	2.2	岡　　山	2.1	宮　　崎	2.0
群　　馬	1.8	静　　岡	2.3	広　　島	1.8	鹿　児　島	2.0
埼　　玉	1.8	愛　　知	1.9	山　　口	1.8	沖　　縄	1.3

(資料）厚生労働省「人口動態統計」

表5　主な死因別、乳児死亡数　昭和25年～令和元年

年次 死因	昭和 25年	昭和 35年	昭和 45年	昭和 55年	平成 2年	平成 6年
全　　死　　因	140,515	49,293	25,412	11,841	5,616	5,261
腸炎及びその他の下痢性疾患	19,160	3,745	909	108	15	16
肺　　　　　炎	23,996	12,877	3,102	} 588	} 148	} 119
気　管　支　炎	7,159	884	193			
先　天　異　常	5,540	3,056	3,914	3,131	2,028	1,825
低酸素症、分娩仮死及びその他の呼吸器病態	2,462	2,494	3,757	3,397	987	950
不慮の事故及び有害作用	2,189	1,315	1,142	659	346	320

年次 死因	平成 7年	平成 12年	平成 17年	平成 22年	平成 27年	令和 元年
全　　死　　因	5,054	3,830	2,958	2,450	1,916	1,654
先天奇形、変形及び染色体異常	1,786	1,385	1,025	916	715	580
周産期に特異的な呼吸障害等	764	603	414	341	248	239
乳幼児突然死症候群	526	317	174	140	96	75
胎児及び新生児の出血性障害等	241	207	159	85	83	56
不　慮　の　事　故	329	217	174	113	81	78

(資料）厚生労働省「人口動態統計」

(3)　新生児死亡率と早期新生児死亡率

　新生児死亡とは生後28日未満の死亡を、早期新生児死亡とは生後7日未満の死亡をいい、それぞれの出生千に対する数が新生児死亡率、早期新生児死亡率である。新生児はまだ生活環境に対する適応性が弱く、妊娠・分娩の影響が残っており、不安定な時期であるが、特に早期新生児は出産時の外傷、低酸素症などにより生死が左右されやすい。

　中でも低出生体重児は新生児死亡に至りやすく、集中的な医学管理が必要とされるが、近年、低出生体重児は微増傾向にある。

表6　出生時の体重別、出生割合　昭和26年～令和元年

(%)

年　　次	昭和26年	昭和35年	昭和45年	昭和55年	平成2年	平成12年	平成22年	平成29年	平成30年	令和元年
総　　数	100.0	100.0	100.0	100.0	100.0	100.0	100.0	100.0	100.0	100.0
2,500 g 未満	…	7.1	5.7	5.2	6.3	8.6	9.6	9.4	9.4	9.4
1,500 g 未満	0.2	0.3	0.4	0.4	0.5	0.7	0.8	0.7	0.7	0.7
1,000 g 未満	0.0	0.0	0.1	0.1	0.2	0.2	0.3	0.3	0.3	0.3

（資料）厚生労働省「人口動態統計」

図4　生存期間別、乳児死亡率の国際比較

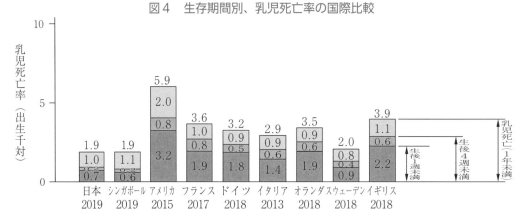

（資料）　厚生労働省「人口動態統計」（日本）
　　　　　UN「Demographic Yearbook」

(4)　出生場所

　出生場所は昭和30年頃まではほとんどが自宅であったが、衛生上の問題があることから、施設分娩を奨励し、昭和51年以降は99％以上が施設で分娩が行われている。

表7　出生の場所別、出生割合　昭和25年～令和元年

(%)

年次	昭和25年	昭和35年	昭和45年	昭和55年	平成2年	平成12年	平成22年	平成29年	平成30年	令和元年
総　　　　数	100.0	100.0	100.0	100.0	100.0	100.0	100.0	100.0	100.0	100.0
施 設 内 計	4.6	50.1	96.1	99.5	99.9	99.8	99.8	99.9	99.9	99.9
病　　　　院	2.9	24.1	43.3	51.7	55.8	53.7	51.8	54.4	55.1	55.0
診　療　所	1.1	17.5	42.1	44.0	43.0	45.2	47.1	44.9	44.3	44.3
助　産　所	0.5	8.5	10.6	3.8	1.0	1.0	0.9	0.6	0.5	0.5
自宅・その他	95.4	49.9	3.9	0.5	0.1	0.2	0.2	0.1	0.1	0.1

（資料）厚生労働省「人口動態統計」

3．周産期死亡

　周産期死亡率は、従来は、出生千に対する妊娠満28週以後の死産と早期新生児死亡を合わせた数であったが、ICD-10が適用された平成7年より、出生と妊娠満22週以後の死産を合わせた数、千に対する妊娠満22週以後の死産と早期新生児死亡を合わせた数となっている。これは、両者とも母体の健康状態に強く影響を受けるという共通性を有しているため“出生をめぐる死亡”という意味で重要な指標の一つである。令和元年は3.4で、戦後一貫

図5　周産期死亡率の国際比較

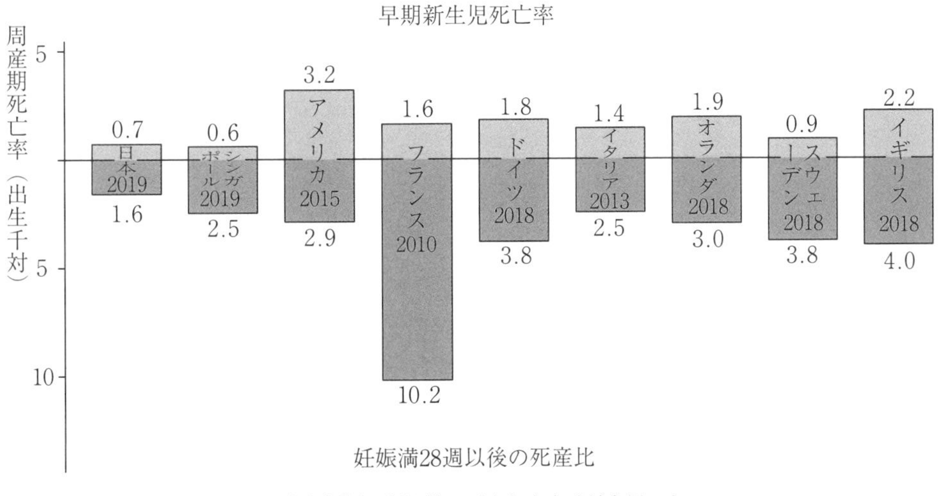

早期新生児死亡率

妊娠満28週以後の死産比

（注）外国との比較のために日本も妊娠28週以後の死産と出生千対を用いた。
（資料）厚生労働省「人口動態統計」（日本）
　　　　UN「Demographic Yearbook」

表8　都道府県別、周産期死亡率　令和元年

（出生及び妊娠満22週以後の死産千対）

都道府県	率	都道府県	率	都道府県	率	都道府県	率
全　国	**3.4**	千　葉	3.3	三　重	2.0	徳　島	4.2
北 海 道	3.6	東　京	3.0	滋　賀	4.3	香　川	3.3
青　森	5.0	神 奈 川	3.6	京　都	3.3	愛　媛	2.8
岩　手	4.4	新　潟	2.9	大　阪	3.6	高　知	4.0
宮　城	4.1	富　山	3.9	兵　庫	2.9	福　岡	3.1
秋　田	5.5	石　川	4.2	奈　良	3.4	佐　賀	3.4
山　形	3.7	福　井	3.2	和 歌 山	2.4	長　崎	2.8
福　島	3.1	山　梨	3.5	鳥　取	4.5	熊　本	3.5
茨　城	4.8	長　野	3.4	島　根	3.7	大　分	3.9
栃　木	3.8	岐　阜	2.7	岡　山	2.9	宮　崎	2.5
群　馬	4.9	静　岡	3.7	広　島	3.4	鹿 児 島	2.9
埼　玉	3.1	愛　知	3.5	山　口	4.2	沖　縄	2.4

（資料）厚生労働省「人口動態統計」

して改善されており、地域的にもあまり大きな格差はみられない。また、変更前の定義（ICD − 9：妊娠28週以後の死産数に早期新生児死亡を加えたもの。率は出生千対）で国際比較をしてみると、わが国は低率国に属しているが、早期新生児死亡に比べて満28週以後の死産が多いことが特徴である。

　周産期死亡の原因としては、①周産期に発生した病態、②先天奇形、変形及び染色体異常でそのほとんどを占める。

4．妊産婦死亡

　妊産婦死亡とは、妊娠の期間及び部位に関係なく、妊娠またはその管理に関連した、あるいはそれらによって悪化したすべての原因による妊娠中または分娩後42日未満における女性の死亡をいい、不慮のまたは予期せぬ偶然の原因による死亡は含まない。

　妊娠・分娩に伴う母体の死亡は、妊産婦のおかれている保健管理レベルを表す指標であるが、戦前は欧米諸国のなかでも低いほうであった。しかし戦後、乳児死亡率の改善の速さに比べればそのピッチは遅く、最近まで欧米諸国と比較すると高率であった。令和元年の妊産婦死亡率は3.3（出産10万対）で世界のトップレベルに達したといえる。しかし妊産婦死亡の実数は29名であり、率の算定では出産10万対で表しているが、妊産婦死亡１名の増減でも大きく変動するため、数年間の傾向をみる必要がある。

表9　妊産婦死亡率の国際比較

(出生10万対)

国名＼年次	昭和50年 （1975）	昭和60年 （1985）	平成７年 （1995）	平成17年 （2005）	平成27年 （2015）
日　　　　　　本	28.7	15.8	7.2	5.8	3.4[19]***
カ　　ナ　　ダ	7.5	4.0	4.5	5.9[04]	6.0[13]
ア メ リ カ 合 衆 国	12.8	7.8	7.1	18.4	28.7
フ　ラ　ン　ス	19.9	12.0	9.6	5.3	4.6[14]
ド　イ　ツ*	39.6	10.7	5.4	4.1	3.3
イ　タ　リ　ア	25.9	8.2	3.2	5.1[03]	3.3
オ　ラ　ン　ダ	10.7	4.5	7.3	8.5	3.5
ス ウ ェ ー デ ン	1.9	5.1	3.9	5.9	0.9
ス　　イ　　ス	12.7	5.4	8.5	5.5	6.9
イ　ギ　リ　ス**	12.8	7.0	7.0	7.1	4.5
オ ー ス ト ラ リ ア	5.6	3.2	8.2	4.7[04]	2.6
ニ ュ ー ジ ー ラ ン ド	23.0	13.5	3.5	10.4	17.0[13]

(注)　1．＊1985年までは旧西ドイツの数値である。
　　　2．＊＊1985年までは、イングランド・ウェールズの数値である。
　　　3．03）2003　04）2004　13）2013　14）2014　19）2019
(資料) 厚生統計協会「国民衛生の動向」
　＊＊＊厚生労働省「人口動態統計」（日本）
　　　 UN「Demographic Yearbook」

表10　都道府県別、妊産婦死亡率　平成27年～令和元年の平均

(出産10万対)

都道府県	率	都道府県	率	都道府県	率	都道府県	率
全　　国	3.4	千　　葉	5.3	三　　重	4.6	徳　　島	－
北 海 道	2.3	東　　京	1.4	滋　　賀	8.4	香　　川	－
青　　森	4.9	神 奈 川	3.1	京　　都	6.4	愛　　媛	2.1
岩　　手	2.5	新　　潟	3.9	大　　阪	2.9	高　　知	－
宮　　城	5.9	富　　山	11.0	兵　　庫	3.8	福　　岡	0.9
秋　　田	11.0	石　　川	2.3	奈　　良	6.5	佐　　賀	5.9
山　　形	－	福　　井	6.7	和 歌 山	－	長　　崎	3.7
福　　島	9.0	山　　梨	－	鳥　　取	－	熊　　本	4.0
茨　　城	2.0	長　　野	5.4	島　　根	7.7	大　　分	2.3
栃　　木	1.4	岐　　阜	5.5	岡　　山	10.6	宮　　崎	4.5
群　　馬	－	静　　岡	4.5	広　　島	0.9	鹿 児 島	3.0
埼　　玉	4.5	愛　　知	3.8	山　　口	－	沖　　縄	2.4

(資料) 厚生労働省「人口動態統計」

表11　死因別、妊産婦死亡数　昭和55年〜令和元年

年　次 死　因	昭和 55年	昭和 60年	平成 2年	平成 6年
総　　　　　　　　数	323	226	105	76
直　接　産　科　的　死　亡	292	196	91	69
子　宮　外　妊　娠	22	12	10	3
分　娩　前　出　血	38	26	10	12
高　　　血　　　圧	73	32	14	9
妊　娠　の　そ　の　他　の　合　併　症	28	12	3	3
分　娩　後　異　常　出　血	61	55	13	13
分　娩　の　そ　の　他　の　合　併　症	25	15	9	8
産　科　的　肺　塞　栓	19	21	15	18
産　じ　ょ　く　の　そ　の　他　の　合　併　症	26	23	17	3
間　接　産　科　的　死　亡	31	30	14	7

年　次 死　因	平成 7年	平成 12年	平成 17年	平成 22年	平成 27年	令和 元年
総　　　　　　　　数	85	78	62	45	39	29
直　接　産　科　的　死　亡	67	62	45	34	30	17
子　宮　外　妊　娠	2	5	1	3	−	−
妊娠、分娩及び産じょくにおける浮腫、 　たんぱく尿及び高血圧性障害	19	8	5	2	3	1
前置胎盤及び（常位）胎盤早期剥離	3	12	8	4	3	1
分娩前出血、他に分類されないもの	−	−	−	−	−	−
分　娩　後　出　血	4	11	6	3	11	1
産　科　的　塞　栓　症	20	14	12	11	6	8
その他の直接産科的死亡	19	12	13	11	7	6
間　接　産　科　的　死　亡	18	15	17	11	8	12
原　因　不　明　の　産　科　的　死　亡	−	1	−	−	1	−
産　科　破　傷　風	−	−	−	−	−	−
下　垂　体　の　分　娩　後　え〈壊〉死	…	…	…	…	…	−
産じょくに関連する精神及び行動の障害	…	…	…	…	…	−
産　じ　ょ　く　期　骨　軟　化　症	…	…	…	…	…	−
傷　病　及　び　死　亡　の　外　因	…	…	…	…	…	−

（資料）厚生労働省「人口動態統計」

5．死産

死産率

　死産率とは出産千に対する妊娠満12週（妊娠第4月）以後の死児の出産数をいい、死児
とは、出産後において心臓拍動、随意筋の運動及び呼吸のいずれをも認めないものをいう。
自然死産と人工死産に分けられ、人工死産とは、胎児の母体内生存が確実であるときに、
人工的処置（胎児または付属物に対する措置及び陣痛促進剤の使用）を加えたことにより

図6　自然－人工別にみた死産率の年次推移　昭和25年～令和元年

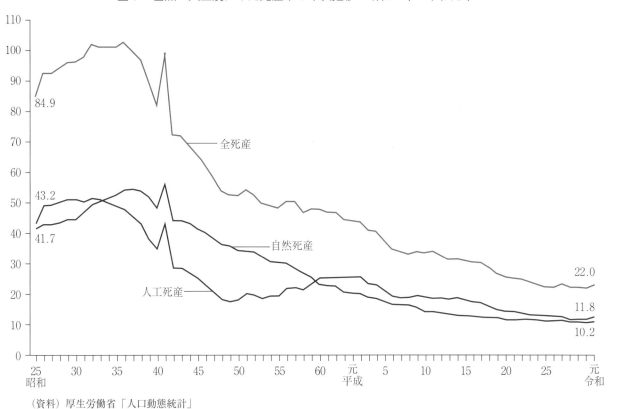

（資料）厚生労働省「人口動態統計」

死産に至った場合をいい、それ以外はすべて自然死産とする。なお、人工的処置を加えた
場合でも、①胎児を出生させることを目的とした場合、②母体内の胎児が生死不明か、ま
たは死亡している場合は自然死産としている。死産率は年々減少しているが、人工死産率
は昭和60年から自然死産率を上回っている。母の年齢階級別に自然死産率をみると、25～
29歳が最低を示している。

6．人工妊娠中絶

　昭和24年の優生保護法の改正により、「経済的理由により母体の健康を著しく害するおそ
れのあるもの」も人工妊娠中絶が可能となり、その件数は急激に増加し、30年には117万件
となった。その後受胎調節実地指導員の実地指導等により家族計画が普及し人工妊娠中絶
件数は減少し、昭和60年は昭和30年の半数以下となり、令和元年は約16万件となっている。

表12　都道府県別、人工妊娠中絶実施率　令和元年度

(15歳以上50歳未満女子総人口千対)

都道府県	率	都道府県	率	都道府県	率	都道府県	率
全　国	6.2	千　葉	4.6	三　重	5.4	徳　島	5.9
北　海　道	6.9	東　京	8.4	滋　賀	4.0	香　川	5.9
青　森	6.7	神　奈　川	5.8	京　都	5.4	愛　媛	6.8
岩　手	6.7	新　潟	5.8	大　阪	7.1	高　知	6.8
宮　城	6.7	富　山	5.1	兵　庫	4.3	福　岡	8.5
秋　田	5.8	石　川	5.4	奈　良	3.3	佐　賀	7.0
山　形	5.3	福　井	5.8	和　歌　山	5.4	長　崎	7.4
福　島	6.5	山　梨	5.5	鳥　取	8.8	熊　本	8.3
茨　城	4.3	長　野	6.2	島　根	5.3	大　分	7.2
栃　木	6.3	岐　阜	4.6	岡　山	5.9	宮　崎	8.8
群　馬	6.0	静　岡	4.9	広　島	7.1	鹿　児　島	8.6
埼　玉	3.8	愛　知	5.6	山　口	6.3	沖　縄	7.1

（資料）厚生労働省「衛生行政報告例」

図7　人工妊娠中絶件数　昭和25年～令和元年度

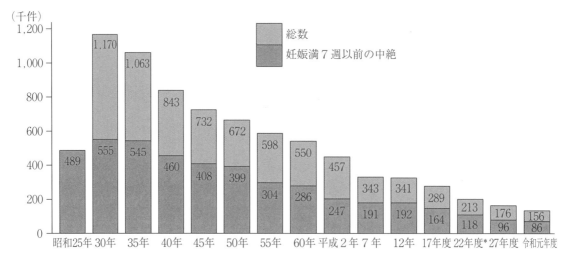

（注）＊東日本大震災の影響により、福島県の相双保健福祉事務所管轄内の市町村が含まれていない。
（資料）厚生労働省「衛生行政報告例」（年度）
　　　　※平成12年までは「母体保護統計」（暦年）

中絶の時期は、満7週以前が半数以上を占めている。人工妊娠中絶の理由は、99.9%が「母体の健康」のためであるが、平成8年優生保護法は母体保護法と改められ、人工妊娠中絶の適応要件から当事者遺伝、近親遺伝は削除された。

表13　年齢階級別、人工妊娠中絶実施率　昭和30年～令和元年度

（女子総人口千対）

年　　　次	総数*	20歳未満**	20～24	25～29	30～34	35～39	40～44	45～49
昭和30年	50.2	3.4	43.1	80.8	95.1	80.5	41.8	5.8
35年	42.0	3.2	40.2	73.9	74.0	62.7	29.4	3.8
40年	30.2	2.5	31.1	56.0	56.0	38.8	21.2	2.5
45年	24.8	3.2	26.4	42.2	44.7	32.9	14.7	2.1
50年	22.1	3.1	24.7	34.3	38.4	29.2	13.8	1.5
55年	19.5	4.7	23.3	29.3	33.2	26.8	12.0	1.3
平成2年	14.5	6.6	19.8	19.7	25.4	22.7	10.3	0.8
7年	11.1	6.2	16.6	15.4	17.2	16.9	7.5	0.7
12年	11.7	12.1	20.5	15.4	14.5	13.2	6.2	0.5
17年度	10.3	9.4	20.0	14.6	12.4	10.6	4.8	0.4
18年度	9.9	8.7	19.2	14.6	12.1	10.0	4.5	0.4
19年度	9.3	7.8	17.8	14.3	11.4	9.5	4.2	0.4
20年度	8.8	7.6	16.3	13.8	11.2	9.1	4.1	0.4
21年度	8.3	7.3	15.3	13.2	10.8	8.7	3.9	0.3
22年度***	7.9	6.9	14.9	12.7	10.3	8.3	3.7	0.3
23年度	7.5	7.1	14.1	12.0	10.0	7.9	3.4	0.3
24年度	7.4	7.0	14.1	11.8	9.9	7.8	3.4	0.3
25年度	7.0	6.6	13.3	11.3	9.8	7.6	3.4	0.3
26年度	6.9	6.1	13.2	11.2	10.0	7.7	3.4	0.3
27年度	6.8	5.5	13.5	11.2	10.0	7.7	3.4	0.3
28年度	6.5	5.0	12.9	10.6	9.6	7.6	3.3	0.3
29年度	6.4	4.8	13.0	10.5	9.5	7.6	3.2	0.3
30年度	6.4	4.7	13.2	10.4	9.2	7.6	3.2	0.3
令和元年度	6.2	4.5	12.9	10.4	8.9	7.6	3.2	0.3

（注）　1．＊15歳以上50歳未満の女子総人口千対の率である。
　　　　2．＊＊15歳以上20歳未満の女子総人口千対の率である。
　　　　3．＊＊＊東日本大震災の影響により、福島県の相双保健福祉事務所管轄内の市町村が含まれていない。
（資料）厚生労働省「衛生行政報告例」（年度）※平成12年までは「母体保護統計」（暦年）

7．幼児・学童の死亡

　死亡率は各年齢階級とも漸減の傾向にある。令和元年の死亡原因は、1～4歳では、①先天奇形、変形及び染色体異常、②不慮の事故、③悪性新生物〈腫瘍〉の順に多い。5～9歳では、①悪性新生物〈腫瘍〉、②不慮の事故、③先天奇形、変形及び染色体異常の順に多く、10～14歳では、①悪性新生物〈腫瘍〉、②自殺、③不慮の事故となっている。

　不慮の事故の死因としては、0歳児では不慮の窒息によるものが多く、1歳以降は交通事故が多い。

表14　死因別、児童死亡順位　令和元年

	1～4歳	5～9歳	10～14歳
第1位	先天奇形、変形及び染色体異常 142人（21.4％）	悪性新生物 ＜腫瘍＞ 86人（22.7％）	悪性新生物 ＜腫瘍＞ 98人（23.0％）
第2位	不慮の事故 72人（10.8％）	不慮の事故 56人（14.8％）	自殺 90人（21.1％）
第3位	悪性新生物 ＜腫瘍＞ 65人（9.8％）	先天奇形、変形及び染色体異常 41人（10.8％）	不慮の事故 53人（12.4％）

（資料）厚生労働省「人口動態統計」

表15　不慮の事故による死亡率（国際比較）

国　　　名	0歳 （出生10万対）	1～4歳 （1～4歳 人口10万対）
日　　　　　　　　　本（2019）	9.01	1.89
デ　ン　マ　ー　ク（2015）	1.72	1.68
ド　　　イ　　　ツ（2015）	3.25	2.59
イ　タ　リ　ア（2015）	2.32	1.27
オ　ラ　ン　ダ（2016）	2.90	2.70
ス　ウ　ェ　ー　デ　ン（2016）	0.83	1.28
イ　ギ　リ　ス（2011）	4.70	2.14
オ　ー　ス　ト　ラ　リ　ア（2015）	3.60	4.53

（資料）厚生労働省「人口動態統計」（日本）
　　　　WHO「Health statistics and health information systems "Mortality Database"」

表16　年齢階級別、不慮の事故の死因別割合　令和元年

（％）

年齢 死因	0歳	1～4歳	5～9歳	10～14歳	15～19歳
総　　　　　　　　　数	100.0	100.0	100.0	100.0	100.0
交　　通　　事　　故	10.3	37.5	37.5	22.6	64.7
転　倒・転　落・墜　落	1.3	4.2	3.6	24.5	6.4
不　慮　の　溺　死　及　び　溺　水	3.8	19.4	41.1	24.5	16.7
不　　慮　　の　　窒　　息	78.2	31.9	10.7	13.2	4.4
煙、火及び火災への曝露	－	－	1.8	1.9	2.5
そ　　　の　　　他	6.4	6.9	5.4	13.2	5.4

（資料）厚生労働省「人口動態統計」

8．母乳育児の推進

　母乳は、乳児の発育、健康維持増進のために必要な栄養素が最適な状態で含まれているばかりでなく、いろいろな病気に対する免疫物質もたくさん含まれており、また、精神的、情緒的発達等母子相互作用の観点からも、その推進は世界的な関心事になっている。

(1)　母乳育児の推進

　母乳育児の推進経過については、表17のとおりである。わが国においては、母子保健対策の一環として、母子にとって母乳は基本であり、母乳で育てたいと思っている人が無理

表17　母乳育児の推進

昭和49年	(1974)	WHO総会で「乳児栄養と母乳保育」を決議
50	(1975)	我が国における母乳運動の推進 ３つのスローガンを掲げて推進 ①1.5か月までは、母乳のみで育てよう ②３か月までは、できるだけ母乳のみで頑張ろう ③４か月以降でも、安易に人工ミルクに切りかえないで育てよう
55	(1980)	乳幼児身体発育調査の実施（昭和25年から10年おきに実施。その中で、発育値のほかに乳汁栄養法についても調査）
56	(1981)	WHO総会で「母乳代替品の市販に関する国際綱領」の決議
57	(1982)	栄養改善法第12条の特殊栄養食品に「乳児用調製粉乳」をとりこみ標示対象許可食品となる
60	(1985)	乳幼児栄養調査の実施（乳汁栄養法の調査を含む）
平成元年	(1989)	WHO/UNICEFが「母乳育児を成功させるための十か条」を共同声明で発表（表18）
2	(1990)	乳幼児身体発育調査の実施（乳汁栄養法の調査を含む）
3	(1991)	母子栄養健康づくり事業の創設（市町村母子保健メニュー事業の一つとして「乳房管理の仕方」「母乳の与え方」などの指導・支援を行う）
5	(1993)	UNICEF/WHO主唱の母乳育児促進ポスター・キャンペーンに厚生省後援
7	(1995)	乳幼児栄養調査の実施（乳汁栄養法の調査を含む）
12	(2000)	乳幼児身体発育調査の実施（乳汁栄養法の調査を含む）
17	(2005)	乳幼児栄養調査の実施（乳汁栄養法の調査を含む）
19	(2007)	授乳・離乳の支援ガイド（母乳育児の支援を進めるポイントを含む）
22	(2010)	乳幼児身体発育調査の実施（乳汁栄養法の調査を含む）
27	(2015)	乳幼児栄養調査の実施（乳汁栄養法の調査を含む）
30	(2018)	WHO/UNICEFが「母乳育児成功のための10か条」を改訂
31	(2019)	授乳・離乳の支援ガイドの改定

せず自然に母乳育児ができるよう地方公共団体及び関係民間団体の協力のもとに妊娠中から支援を行っている。

(2) 栄養法の年次推移

乳児の1か月時及び3か月時の栄養法の年次推移は、図8のとおりである。

(3) 母乳育児に関する情報提供、教育について

保健所・市町村及び出産施設等で実施する母親学級などで次の事項等について指導が行われている。

① 妊娠時の保健指導として、母乳の重要性および乳房、乳頭の手当について。

② 産じょく期の保健指導として、母乳の必要性、分泌の促進の方法、乳房の手当、授乳の技術について。

③ 新生児期の保健指導として、母乳育児をすすめ、その確立を図ること、特に初産の者については、乳房の手当、母乳分泌の増量及びその維持、安定、授乳技術、授乳婦の栄養と食生活について。

④ 乳児期の保健指導として、母乳育児をすすめ、その確立を図り、安易に母乳不足の判断をしないように注意すること、母乳栄養でのビタミンK欠乏検査またはK$_2$シロップ投与等の状況を把握すること、母乳不足の場合には、混合、人工栄養を指導し、さらにいずれの栄養法においても離乳について。

保健指導者は、あらゆる機会を通じて、母乳に関する最新の知見や正しい情報を提供し、

図8 栄養法の年次推移 昭和35年～平成27年

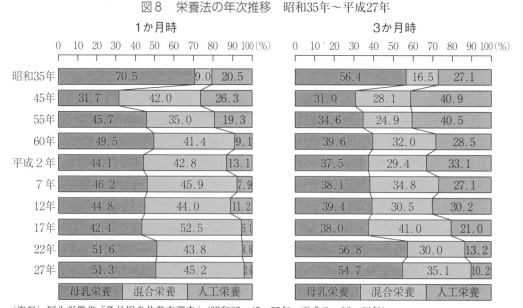

（資料）厚生労働省「乳幼児身体発育調査」（昭和35、45、55年、平成2、12、22年）
　　　　厚生労働省「乳幼児栄養調査」（昭和60年、平成7、17、27年）

表18　母乳育児成功のための10のステップ（2018年改訂）

－「赤ちゃんに優しい病院運動」を実施しようとする産科施設等のための実践ガイダンス[※]より－

【重要な管理方法】
1 a　母乳代替品のマーケティングに関する国際規約及び関連する世界保健総会の決議を確実に遵守する。
1 b　定期的にスタッフや両親に伝達するため、乳児の授乳に関する方針を文書にする。
1 c　継続的なモニタリングとデータマネジメントのためのシステムを構築する。
2　スタッフが母乳育児を支援するための十分な知識、能力と技術を持っていることを担保する。
【臨床における主要な実践】
3　妊婦やその家族と母乳育児の重要性や実践方法について話し合う。
4　出産後できるだけすぐに、直接かつ妨げられない肌と肌の触れ合いができるようにし、母乳育児を始められるよう母親を支援する。
5　母乳育児の開始と継続、そしてよくある困難に対処できるように母親を支援する。
6　新生児に対して、医療目的の場合を除いて、母乳以外には食べ物や液体を与えてはいけない。
7　母親と乳児が一緒にいられ、24時間同室で過ごすことができるようにする。
8　母親が乳児の授乳に関する合図を認識し、応答出来るよう母親を支援する。
9　母親に哺乳瓶やその乳首、おしゃぶりの利用やリスクについて助言すること。
10　両親と乳児が、継続的な支援やケアをタイムリーに受けることができるよう、退院時に調整すること。

※WHO/UNICEF「IMPEMENTATION GUIDANCE Protecting, promoting and supporting Breastfeeding in facilities providing maternity and newborn services: the revised BABY-FRIENDLY HOSPITAL INITIATIVE」
(https://www.who.int/nutrition/publications/infantfeeding/bfhi-implementation- 2018.pdf#search=%27who+breastfeeding+2018+guidance%27)

（資料）「授乳・離乳の支援ガイド」（2019年3月）

母乳栄養で育てようとする者を支援する必要がある。

しかし、中には慢性疾患等で投薬治療中や極小未熟児で消化管からの吸収困難等さまざまなケースで母乳をあげられない母親もあり、そのために母親自身が精神的な苦痛、強いては育児不安につながるような強制的な指導は厳に慎まなければならない。

⑷　母乳代替品のPR、サンプル配布について
①　各メーカーは、病院、産院等での母乳代替品の消費者へのサンプル配布を昭和49年から自粛。
②　各メーカーは、テレビ、ラジオ、一般誌での母乳代替品の広告を自粛。ただし、専門誌には、告知のためPR。

⑸　母乳代替品の品質、表示について

①　母乳代替品の成分組成については、厚生労働大臣の承認事項。（乳等省令）

②　消費者庁が母乳代替品に表示されている成分組成、表示の適正のチェックなど行い、特別用途食品の許可を与えている。このとき「乳児にとって母乳が最良である旨」、「医師、管理栄養士等の相談指導を得て使用することが適当である旨」、など表示。（健康増進法）

表19　授乳等の支援のポイント

※混合栄養の場合は母乳の場合と育児用ミルクの場合の両方を参考にする。

	母乳の場合	育児用ミルクを用いる場合
妊娠期	・母子にとって母乳は基本であり、母乳で育てたいと思っている人が無理せず自然に実現できるよう、妊娠中から支援を行う。 ・妊婦やその家族に対して、具体的な授乳方法や母乳（育児）の利点等について、両親学級や妊婦健康診査等の機会を通じて情報提供を行う。 ・母親の疾患や感染症、薬の使用、子どもの状態、母乳の分泌状況等の様々な理由から育児用ミルクを選択する母親に対しては、十分な情報提供の上、その決定を尊重するとともに、母親の心の状態に十分に配慮した支援を行う。 ・妊婦及び授乳中の母親の食生活は、母子の健康状態や乳汁分泌に関連があるため、食事のバランスや禁煙等の生活全般に関する配慮事項を示した「妊産婦のための食生活指針」を踏まえた支援を行う。	
授乳の開始から授乳のリズムの確立まで	・特に出産後から退院までの間は母親と子どもが終日、一緒にいられるように支援する。 ・子どもが欲しがるとき、母親が飲ませたいときには、いつでも授乳できるように支援する。 ・母親と子どもの状態を把握するとともに、母親の気持ちや感情を受けとめ、あせらず授乳のリズムを確立できるよう支援する。 ・子どもの発育は出生体重や出生週数、栄養方法、子どもの状態によって変わってくるため、乳幼児身体発育曲線を用い、これまでの発育経過を踏まえるとともに、授乳回数や授乳量、排尿排便の回数や機嫌等の子どもの状態に応じた支援を行う。 ・できるだけ静かな環境で、適切な子どもの抱き方で、目と目を合わせて、優しく声をかえる等授乳時の関わりについて支援を行う。 ・父親や家族等による授乳への支援が、母親に過度の負担を与えることのないよう、父親や家族等への情報提供を行う。 ・体重増加不良等への専門的支援、子育て世代包括支援センター等をはじめとする困った時に相談できる場所の紹介や仲間づくり、産後ケア事業等の母子保健事業等を活用し、きめ細かな支援を行うことも考えられる。	
	・出産後はできるだけ早く、母子がふれあって母乳を飲めるように支援する。 ・子どもが欲しがるサインや、授乳時の抱き方、乳房の含ませ方等について伝え、適切に授乳できるよう支援する。 ・母乳が足りているか等の不安がある場合は、子どもの体重や授乳状況等を把握するとともに、母親の不安を受け止めながら、自信をもって母乳を与えることができるよう支援する。	・授乳を通して、母子・親子のスキンシップが図られるよう、しっかり抱いて、優しく声かけを行う等暖かいふれあいを重視した支援を行う。 ・子どもの欲しがるサインや、授乳時の抱き方、哺乳瓶の乳首の含ませ方等について伝え、適切に授乳できるよう支援する。 ・育児用ミルクの使用方法や飲み残しの取扱等について、安全に使用できるよう支援する。

授乳の進行	・母親等と子どもの状態を把握しながらあせらず授乳のリズムを確立できるよう支援する。 ・授乳のリズムの確立以降も、母親等がこれまで実践してきた授乳・育児が継続できるように支援する。	
	・母乳育児を継続するために、母乳不足感や体重増加不良などへの専門的支援、困った時に相談できる母子保健事業の紹介や仲間づくり等、社会全体で支援できるようにする。	・授乳量は、子どもによって授乳量は異なるので、回数よりも1日に飲む量を中心に考えるようにする。そのため、育児用ミルクの授乳では、1日の目安量に達しなくても子どもが元気で、体重が増えているならば心配はない。 ・授乳量や体重増加不良などへの専門的支援、困った時に相談できる母子保健事業の紹介や仲間づくり等、社会全体で支援できるようにする。
離乳への移行	・いつまで乳汁を継続することが適切かに関しては、母親等の考えを尊重して支援を進める。 ・母親等が子どもの状態や自らの状態から、授乳を継続するのか、終了するのかを判断できるように情報提供を心がける。	

（資料）「授乳・離乳の支援ガイド」（2019年3月）

9. マンパワー

　医師の数は年々増加傾向にあるが、近年、小児科医、産科医とも横ばいから漸減傾向で、少子化時代を反映している。

　助産師の数は微増傾向であり、保健師の数は年々増えている。

表20　小児科・産婦人科医師、保健師、助産師数の年次推移　昭和30年〜平成30年

年　次	医　師									保健師	助産師
	総　数	小児科		産婦人科		産　科		婦人科			
			重複計上*		重複計上*		重複計上*		重複計上*		
昭和30年	94,563	3,290	26,675	6,623	12,710	…	…	…	…	12,369	55,356
35年	103,131	3,483	29,521	7,295	13,931	…	…	…	…	13,010	52,337
40年	109,369	3,691	31,347	7,756	14,088	…	…	…	…	13,959	43,276
45年	118,990	4,390	32,041	8,325	13,841	…	…	…	…	14,007	28,087
50年	132,479	5,569	32,747	7,985	11,963	22	1,189	189	1,983	15,962	26,742
55年	156,235	7,342	33,286	8,422	11,830	28	1,524	240	2,522	17,957	25,867
56年	162,882	7,708	35,455	8,408	12,025	40	1,392	234	2,414	18,633	25,538
57年	167,952	8,071	34,742	8,445	11,892	41	1,333	248	2,338	19,137	25,416
59年	181,101	8,873	35,026	8,931	12,181	41	1,228	234	2,307	20,858	24,649
61年	191,346	9,053	34,614	8,628	11,978	39	1,272	277	2,409	22,050	24,056
63年	201,658	9,779	34,692	9,015	11,963	46	1,190	331	2,419	23,559	23,320
平成2年	211,797	10,128	34,603	9,001	11,746	34	1,174	370	2,539	25,303	22,918
4年	219,704	10,512	33,832	8,827	11,351	46	1,228	423	2,618	26,909	22,690
6年	230,519	13,346	33,506	11,039	11,707	352	633	1,005	2,161	29,008	23,048
8年	240,908	13,781	34,745	10,847	11,509	417	726	1,158	2,332	31,581	23,615
10年	248,611	13,989	34,064	10,916	11,478	353	645	1,188	2,302	34,468	24,202
12年	255,792	14,156	33,580	10,585	11,177	474	767	1,361	2,511	36,781	24,511
14年	262,687	14,481	32,706	10,618	11,041	416	717	1,366	2,522	38,366	24,340
16年	270,371	14,677	32,151	10,163	10,555	431	727	1,562	2,633	39,195	25,257
18年	277,927	14,700	31,009	9,592	9,919	482	832	1,709	2,719	40,191	25,775
20年	286,699	15,236	30,009	10,012	10,310	377	590	1,572	2,339	43,446	27,789
22年	295,049	15,870	30,344	10,227	10,462	425	699	1,717	2,456	45,028	29,672
24年	303,268	16,340	29,855	10,412	10,655	456	784	1,840	2,552	47,279	31,835
26年	311,205	16,758	29,878	10,575	10,785	510	805	1,803	2,569	48,452	33,956
28年	319,480	16,937	27,761	10,854	11,042	495	721	1,805	2,376	51,280	35,774
30年	327,210	17,321	27,608	10,778	10,964	554	782	1,944	2,487	52,955	36,911

(注)　　＊2以上の診療科に従事している場合、各々の科に重複計上している。
(資料)　厚生労働省「医師・歯科医師・薬剤師統計」（各年末現在）（医師）
　　　　厚生労働省「衛生行政報告例」（各年末現在）（保健師、助産師）

38

10. 医療体制

母体・胎児集中治療室（MFICU）、新生児特定集中治療室（NICU）、小児集中治療室（PICU）は順次整備が進められている。

表21　病院における集中治療室保有状況　平成17年～平成29年

年　次	平成17年		平成20年		平成23年＊		平成26年		平成29年	
	施設数	病床数	施設数	病床数	施設数	病床数	施設数	病床数	施設数	病床数
母体・胎児集中治療室（MFICU）	63	473	77	512	96	624	110	715	123	850
新生児特定集中治療室（NICU）	280	2,341	265	2,310	308	2,765	330	3,052	353	3,289
新生児治療回復室（GCU）	…	…	…	…	254	3,486	281	3,942	293	4,057
小児集中治療室（PICU）	…	…	22	145	32	238	41	256	42	337

(注)　　＊宮城県の石巻医療圏、気仙沼医療圏及び福島県の全域を除いた数値である。
(資料)　厚生労働省「医療施設調査」（各年10月1日現在）

III．育児を取り巻く社会環境

1．少子化の要因とその背景

●少子化の要因

⑴　未婚率の上昇（晩婚化の進行と生涯未婚率の上昇）

　　現代の日本では女性の未婚率が上昇している（図9）。この未婚率の増大は、晩婚化の進展によるもので、また生涯未婚率の上昇にもつながっている（図10）。諸外国と比べると、これら未婚者がほとんど子どもを産まないため（婚姻外出生、2019年2.3%）（図11、表22）、未婚の増大と出生率の低下は相関関係を示している。

図9　年齢階層別女子未婚率の推移

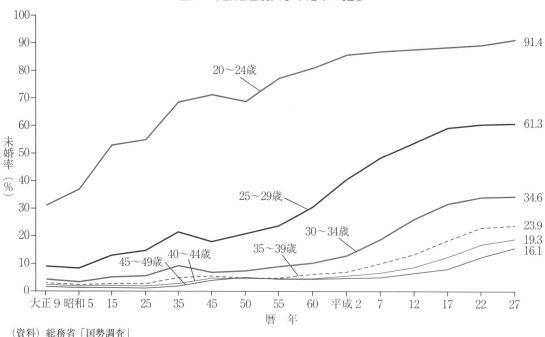

（資料）総務省「国勢調査」

図10　年齢別未婚率・生涯未婚率の推移

平成27年未婚率の状況（%）

	男	女
20～24歳	95.0	91.4
25～29	72.7	61.3
30～34	47.1	34.6
35～39	35.0	23.9
40～44	30.0	19.3
45～49	25.9	16.1
50～54	20.9	12.0
生涯未婚率	23.4	14.1

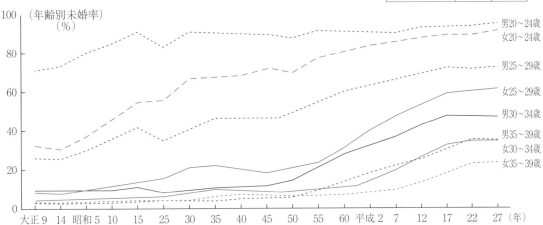

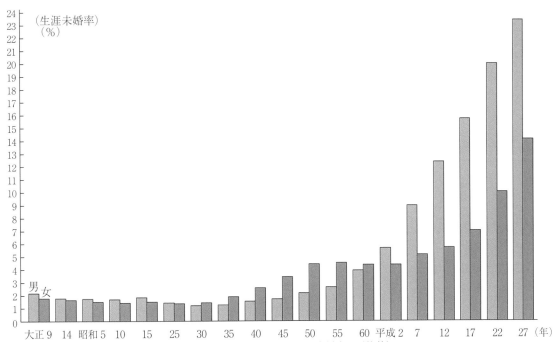

（注）生涯未婚率は各年次の50歳時の未婚率（45～49歳と50～54歳の未婚率の平均値）
（資料）総務省「国勢調査」／国立社会保障・人口問題研究所「人口統計資料集」

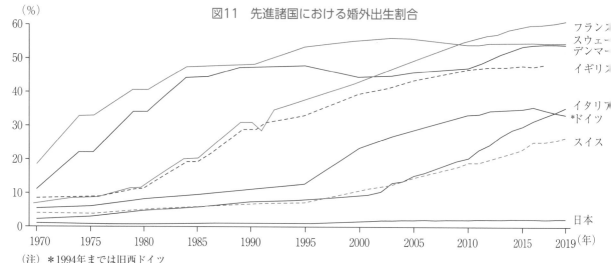

図11　先進諸国における婚外出生割合

(注) ＊1994年までは旧西ドイツ

(資料) 厚生労働省「人口動態統計」(日本)
Council of Europe, Recent Demographic Developments in Europe, 1992, 1994, 1996, 2001, 2004.
2005年以降は、https://ec.europa.eu/eurostat/

表22　先進諸国における婚外出生割合

(%

国	1970年 (昭和45)	1975年 (昭和50)	1980年 (昭和55)	1985年 (昭和60)	1990年 (平成2)	1995年 (平成7)	2000年 (平成12)	2005年 (平成17)	2010年 (平成22)	2015年 (平成27)	2019年 (令和元)
日　　　本	0.9	0.8	0.8	1.0	1.1	1.2	1.6	2.0	2.1	2.3	2.3
オーストリア	12.8	13.5	17.8	22.4	23.6	27.4	31.3	36.5	40.1	42.1	40.6
ベルギー	2.8	3.1	4.1	7.1	11.6	17.3	28.0	39.4	45.7	48.0	49.0[16]
デンマーク	11.0	21.7	33.2	43.0	46.4	46.5	44.6	45.7	47.3	53.8	54.1
フィンランド	5.8	10.1	13.1	16.4	25.2	33.1	39.2	40.4	41.1	44.3	45.4
フランス	6.8	8.5	11.4	19.6	30.1	37.6	43.6	48.4	55.0	59.1	61.0
ドイツ＊	5.5	6.1	7.6	9.4	10.5	12.9	23.4	29.2	33.3	35.0	33.3
ギリシア	1.1	1.3	1.5	1.8	2.2	3.0	4.0	5.1	7.3	8.8	12.4
アイスランド	29.9	33.0	39.7	48.0	55.2	60.9	65.2	65.7	64.3	69.6[16]	69.4
アイルランド	2.7	3.7	5.0	8.5	14.5	22.3	31.5	31.8	33.8	36.6	37.9[18]
イタリア	2.1	2.5	4.2	5.3	6.3	8.1	9.7	15.4	21.8	30.0	35.4
リヒテンシュタイン	4.3	3.6	5.3	5.4	6.9	10.1	15.7	18.9	21.3	15.1	25.8
ノルウェー	6.9	10.3	14.5	25.8	38.6	47.6	49.6	51.8	54.8	55.9	57.6
ポルトガル	7.3	7.2	9.2	12.3	14.7	18.7	22.2	30.7	41.3	50.7	56.8
スペイン	1.4	2.0	3.9	8.0	9.6	11.1	17.7	26.5	35.5	44.5	48.4
スウェーデン	18.6	32.8	39.7	46.4	47.0	53.0	55.3	55.4	54.2	54.7	54.5
スイス	3.8	3.7	4.7	5.6	6.1	6.8	10.7	13.7	18.6	22.9	26.5
イギリス	8.0	9.0	11.5	18.9	27.9	33.6	39.5	42.9	46.9	47.9	48.2[17]

(注) 1. ＊1990年までは旧西ドイツの数値である。2. 16) 2016 17) 2017 18) 2018

(資料) 厚生労働省「人口動態統計」(日本)
Council of Europe, Recent Demographic Developments in Europe, 2004.
2005年以降は、https://ec.europa.eu/eurostat/

①女性の高学歴化

晩婚化の背景の一つとして、女性の高学歴化があげられる（図12）。学歴別にみた場合、高学歴の女性ほど初婚年齢は高くなっている（表23）。

図12　学校種類別進学率の推移

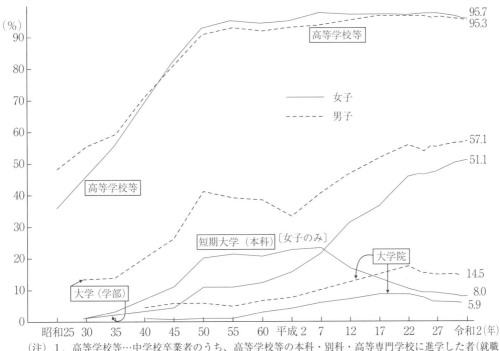

（注）1．高等学校等…中学校卒業者のうち、高等学校等の本科・別科・高等専門学校に進学した者（就職進学した者を含み、浪人は含まない。また、高等学校の通信課程（本科）への進学者を除く。）の占める比率。
　　　2．大学（学部）・短期大学（本科）…浪人を含む。大学学部・短期大学本科入学者数（浪人も含む。）を3年前の中学校卒業者数で除した比率。
　　　3．大学院…大学学部卒業者のうち、ただちに大学院に進学した者の比率（医学部、歯学部は博士課程への進学者）。
（資料）文部科学省「学校基本調査」

表23　学歴別の平均初婚年齢

(歳)

夫婦・結婚年次		総数	中学校	高校	専修学校	短大・高専	大学以上
夫	平成4〜9年	28.43	25.66	27.73	27.61	28.62	29.80
	平成9〜14年	28.47	26.07	27.93	27.87	29.20	29.51
	平成14〜17年	29.45	26.37	29.25	28.78	28.76	30.25
妻	平成4〜9年	26.07	22.90	25.51	26.20	26.72	27.36
	平成9〜14年	26.81	22.37	26.28	26.92	27.48	27.70
	平成14〜17年	27.63	24.38*	27.28	27.54	28.02	28.23

（注）1．総数には最終学歴が「その他・不詳」を含む。
　　　2．＊標本数が20件未満の数値である。
（資料）厚生労働省「平成20年版 働く女性の実情」

②女性の雇用数の増大

わが国は、結婚・子育てのため、20代後半から30代前半の女性の労働力が低くなる、い
わゆるM字カーブが特色であるが、近年、この層の労働力率が伸びており、将来において
も伸びることが予想されている（図13、14、15）。

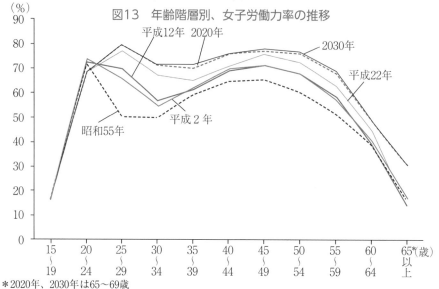

図13　年齢階層別、女子労働力率の推移

(注)　＊2020年、2030年は65〜69歳
(資料)　1．総務省「労働力調査」（昭和55年、平成2年、12年、22年）
　　　　2．2020年、2030年は労働政策研究・研修機構「平成27年労働力需給の推計」のゼロ成長・労働参加現状
　　　　　シナリオによる。

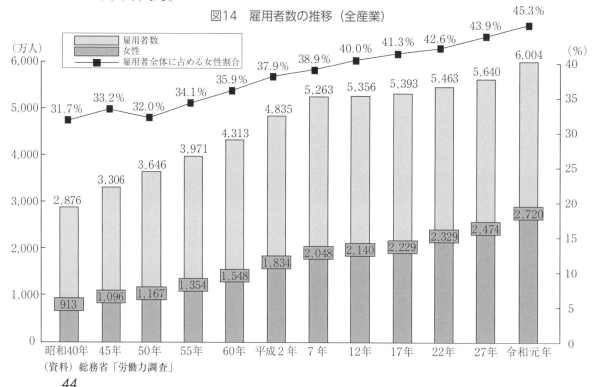

図14　雇用者数の推移（全産業）

(資料) 総務省「労働力調査」

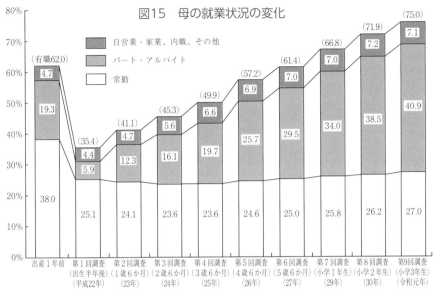

図15　母の就業状況の変化

（注）　1．平成22年出生時の第1回調査から第9回調査まですべて回答を得た者のうち、
　　　　　ずっと「母と同居」の者（総数19,606）を集計。
　　　　2．「常勤」は「勤め（常勤）」、「パート・アルバイト」は「勤め（パート・アルバイト）」である。
（資料）　厚生労働省「21世紀出生児縦断調査（平成22年出生児）」

　15歳以上の女子の労働力率と出生率との関係の国際比較をみると、一般に女子の労働力率の高い国では、合計特殊出生率も比較的高くなっている（図16）。

図16　主要国における合計特殊出生率と女性労働力率（15歳以上）2018年

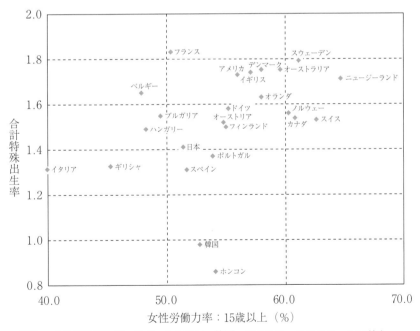

（注）　　合計特殊出生率：日本・ホンコン・韓国・アメリカ・フランス・ハンガリー・
　　　　　ノルウェー・ギリシャ・ニュージーランドは2018年。それ以外はすべて2017年。
（資料）　国立社会保障・人口問題研究所「2020年版人口統計資料集」

(2) 夫婦の平均出生児数と平均理想子ども数との開き

①母の年齢別、出生順位別にみた出生

令和元年の出生数を母の年齢階級別に構成割合をみると、20〜24歳が8.3%、25〜29歳が25.5%、30〜34歳が36.1%、35〜39歳が23.2%となっており、20歳代の割合がおおむね低く、30歳代の割合がおおむね高くなってきている。出生数の総数は少なくなってきているが、35歳以上の母親では多くなってきている（表24）。

なお、第1子出生時の母の平均年齢は高くなってきている（表25）。

表24　母の年齢別にみた出生数の年次推移

上段：出生数（人）　　下段：構成割合（年齢不詳を除く出生数に対する百分率／%）

	昭和30年	40年	50年	60年	平成7年	17年	27年	令和元年
総数	1,730,692	1,823,697	1,901,440	1,431,577	1,187,064	1,062,530	1,005,721	865,239
	(100.0)	(100.0)	(100.0)	(100.0)	(100.0)	(100.0)	(100.0)	(100.0)
19歳以下	25,219	17,719	15,999	17,877	16,112	16,573	11,930	7,782
	(1.5)	(1.0)	(0.8)	(1.2)	(1.4)	(1.6)	(1.2)	(0.9)
20〜24	469,027	513,645	479,041	247,341	193,514	128,135	84,465	72,092
	(27.1)	(28.2)	(25.2)	(17.3)	(16.3)	(12.1)	(8.4)	(8.3)
25〜29	691,349	854,399	1,014,624	682,885	492,714	339,328	262,266	220,933
	(39.9)	(46.8)	(53.4)	(47.7)	(41.5)	(31.9)	(26.1)	(25.5)
30〜34	372,175	355,269	320,060	381,466	371,773	404,700	364,887	312,582
	(21.5)	(19.5)	(16.8)	(26.6)	(31.3)	(38.1)	(36.3)	(36.1)
35〜39	138,158	72,355	62,663	93,501	100,053	153,440	228,302	201,010
	(8.0)	(4.0)	(3.3)	(6.5)	(8.4)	(14.4)	(22.7)	(23.2)
40〜44	33,055	9,828	8,727	8,224	12,472	19,750	52,561	49,191
	(1.9)	(0.5)	(0.5)	(0.6)	(1.1)	(1.9)	(5.2)	(5.7)
45歳以上	1,706	480	319	245	414	598	1,308	1,649
	(0.1)	(0.0)	(0.0)	(0.0)	(0.0)	(0.1)	(0.1)	(0.2)
不詳	3	2	7	38	12	6	2	—

（資料）厚生労働省「人口動態統計」

表25　第1子出生時の母の平均年齢の年次推移

	昭和30年	40年	50年	60年	平成7年	17年	27年	令和元年
平均年齢（歳）	24.8	25.7	25.7	26.7	27.5	29.1	30.7	30.7

（資料）厚生労働省「人口動態統計」

また、出生順位別に構成割合をみると、第1子46.3%、第2子36.5%、第3子以上17.2%となっている。近年ではおおむね近い割合で推移しているものの、昭和30年と比べると第1子・第2子の割合が高く、第3子の割合が低くなっている（表26）。

表26　出生順位別にみた出生数の年次推移

上段：出生数（人）　下段：構成割合（順位不詳を除く出生数に対する百分率／％）

	昭和30年	40年	50年	60年	平成7年	17年	27年	令和元年
総数	1,730,692	1,823,697	1,901,440	1,431,577	1,187,064	1,062,530	1,005,721	865,239
	(100.0)	(100.0)	(100.0)	(100.0)	(100.0)	(100.0)	(100.0)	(100.0)
第1子	573,592	866,485	862,356	602,005	567,530	512,412	478,101	400,952
	(33.1)	(47.5)	(45.4)	(42.1)	(47.8)	(48.2)	(47.5)	(46.3)
第2子	455,512	685,027	767,669	562,920	428,394	399,307	363,244	315,713
	(26.3)	(37.6)	(40.4)	(39.3)	(36.1)	(37.6)	(36.1)	(36.5)
第3子以上	701,577	272,136	271,415	266,652	191,140	150,811	164,376	148,574
	(40.5)	(14.9)	(14.3)	(18.6)	(16.1)	(14.2)	(16.3)	(17.2)
不詳	11	49	－	－	－	－	－	－

（資料）厚生労働省「人口動態統計」

②理想子ども数と予定子ども数のギャップ

　国立社会保障・人口問題研究所の「第15回出生動向基本調査」によると、結婚10年未満の夫婦の理想子ども数は、2.2〜2.4人で、従来から減少している（表27）。これは、3人を理想とする夫婦が顕著に減り、一人っ子を理想とする夫婦が増えたためである。

　また、結婚10年未満の夫婦の予定子ども数は、2人が最も多く、53.8％となっている。2人未満すなわち無子または一人っ子を予定している夫婦は合わせて17.9％と決して多くはないが、一人っ子の予定はわずかに増加している（表28）。

表27　調査別にみた、結婚持続期間別、平均理想子ども数

結婚持続時間	第7回調査（昭和52年）	第8回調査（57年）	第9回調査（62年）	第10回調査（平成4年）	第11回調査（9年）	第12回調査（14年）	第13回調査（17年）	第14回調査（22年）	第15回調査（27年）
0〜4年	2.42人	2.49	2.51	2.40	2.33	2.31	2.30	2.30	2.25
5〜9年	2.56	2.63	2.65	2.61	2.47	2.48	2.41	2.38	2.33
10〜14年	2.68	2.67	2.73	2.76	2.58	2.60	2.51	2.42	2.30
15〜19年	2.67	2.66	2.70	2.71	2.60	2.69	2.56	2.42	2.32
20年以上	2.79	2.63	2.73	2.69	2.65	2.76	2.62	2.58	2.44
総数（標本数）	2.61人 (8,314)	2.62 (7,803)	2.67 (8,348)	2.64 (8,627)	2.53 (7,069)	2.56 (6,634)	2.48 (5,634)	2.42 (6,490)	2.32 (5,090)

（注）対象は妻の年齢50歳未満の初婚どうしの夫婦。総数には結婚持続期間不詳を含む。
（資料）国立社会保障・人口問題研究所「第15回出生動向基本調査」（平成27年）

表28　調査別にみた、結婚持続期間別、平均予定子ども数

結婚持続時間	第7回調査(昭和52年)	第8回調査(57年)	第9回調査(62年)	第10回調査(平成4年)	第11回調査(9年)	第12回調査(14年)	第13回調査(17年)	第14回調査(22年)	第15回調査(27年)
0～4年	2.08人	2.22	2.28	2.14	2.11	1.99	2.05	2.08	2.04
5～9年	2.17	2.21	2.25	2.18	2.10	2.07	2.05	2.09	2.03
10～14年	2.18	2.18	2.20	2.25	2.17	2.10	2.06	2.01	1.92
15～19年	2.13	2.21	2.19	2.18	2.22	2.22	2.11	1.99	1.96
20年以上	2.30	2.21	2.24	2.18	2.19	2.28	2.30	2.23	2.13
総数(標本数)	2.17人(8,129)	2.20(7,784)	2.23(8,024)	2.18(8,351)	2.16(6,472)	2.13(6,564)	2.11(5,603)	2.07(6,462)	2.01(5,099)

(注)　対象は妻の年齢50歳未満の初婚どうしの夫婦。総数には結婚持続期間不詳を含む。
(資料)　国立社会保障・人口問題研究所「第15回出生動向基本調査」(平成27年)

表29　妻の年齢別にみた、理想の子ども数を持たない理由

（複数回答）

妻の年齢(集計客体数)	経済的理由			年齢・身体的理由			育児負担	夫に関する理由			その他	
	子育てや教育にお金がかかりすぎるから	自分の仕事(勤めや家業)に差し支えるから	家が狭いから	高年齢で産むのがいやだから	欲しいけれどもできないから	健康上の理由から	これ以上、育児の心理的、肉体的負担に耐えられないから	夫の家事・育児への協力が得られないから	一番末の子が夫の定年退職までに成人してほしいから	夫が望まないから	子どもがのびのび育つ社会環境ではないから	自分や夫婦の生活を大切にしたいから
30歳未満　(　　51)	76.5	17.6	17.6	5.9	5.9	5.9	15.7	11.8	2.0	7.8	3.9	9.8
30～34歳　(　133)	81.1	24.2	18.2	18.2	10.6	15.2	22.7	12.1	7.6	9.1	9.1	12.1
35～39歳　(　282)	64.9	20.2	15.2	35.5	19.1	16.0	24.5	8.5	6.0	9.9	7.4	8.9
40～49歳　(　787)	47.7	11.8	8.2	47.2	28.4	17.5	14.3	10.0	8.0	7.4	5.1	3.6
総数　(1,253)	56.3%	15.2	11.3	39.8	23.5	16.4	17.6	10.0	7.3	8.1	6.0	5.9

過去の調査結果（総数）

第14回(22年)	(1,835)	60.4%	16.8	13.2	35.1	19.3	18.6	17.4	10.9	8.3	7.4	7.2	5.6
第13回(17年)	(1,825)	65.9%	17.5	15.0	38.0	16.3	16.9	21.6	13.8	8.5	8.3	13.6	8.1

(注)　対象は予定子ども数が理想子ども数を下回る初婚どうしの夫婦。予定子ども数が理想子ども数を下回る夫婦の割合は30.3%。
(資料)　国立社会保障・人口問題研究所「第15回出生動向基本調査」(平成27年)

③理想の子ども数を持とうとしない理由

予定子ども数が理想子ども数を下回る夫婦の、理想の子ども数を持とうとしない理由では、全体では、「子育てや教育にお金がかかる」56.3%が最も多く、ついで「高年齢で生むのはいや」39.8%、「欲しいけれどもできない」23.5%、「育児の心理的、肉体的負担」17.6％、「健康上の理由」16.4%、「自分の仕事に差し支える」15.2%となっている。年齢別には、若い夫婦ほど「お金がかかる」、「家が狭い」といった主に経済的理由を挙げる者が多い。また、「自分や夫婦の生活を大切にしたい」も割合自体は多くないが、若い夫婦ほど多い（表29）。

④子育てのコストの増加

子育ての費用について、育児や教育の高度化が進む中、未就学児の一人当たり年間子育て費用総額は1,043,535円。未就学児のうち、未就園児では一人当たり843,225円。保育所・幼稚園児では約37万円多くなり、一人当たり1,216,547円。小学生は一人当たり1,153,541円とむしろ保育所・幼稚園児よりやや少なくなるが、中学生では約40万円多くなり一人当たり1,555,567円。未就学児の約1.5倍となる（図17）。なお、４人世帯（有業者１人）の消費支出にしめる教育関係費の割合の平均は12.2%となっている（表30）。

図17　第１子の就学区分別にみた第１子一人当たりの年間子育て費用総額

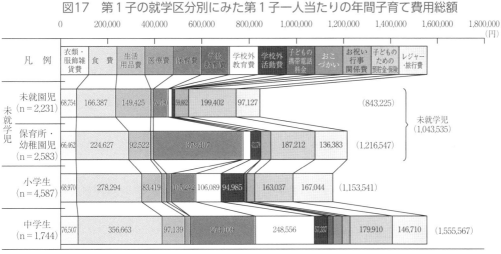

（注）１．子育て費用は第１子の子育てにかかった金額で、上記は対象者全体による平均値
　　　２．グラフ右の（　）内は第１子にかかった年間子育て費用総額
（資料）内閣府「平成21年度インターネットによる子育て費用に関する調査」

表30　4人世帯（有業者1人）世帯主の年齢階級別1世帯当たり
年平均1か月間の消費支出にしめる教育関係費の割合

	平均	34歳以下*	35～39歳	40～44歳	45～49歳
平成2年	8.7	…	5.7	8.8	14.2
12年	10.2	6.1	6.8	10.6	15.4
22年	12.4	7.6	8.8	11.8	15.9
29年	12.7	5.8	8.3	11.2	13.0
30年	14.2	7.1	8.3	10.6	17.5
令和元年	12.2	5.5	7.0	10.5	14.6

（注）1．4人世帯（有業者1人）…夫婦と子供2人の4人で構成される世帯のうち、有業者が世帯主1
　　　　人だけの世帯。
　　　2．＊平成22年以前は30～34歳。
（資料）総務省「家計調査」

⑤住宅環境と出生動向

　「21世紀出生児縦断調査（平成22年出生児）」は、平成22年に出生した子どもの成長・発達の様子や、子育てに関する環境や意識、行動の変化を把握する調査である。その第7回（平成29年、子どもが小学1年生時点）によると、「同居者の構成」が「父母のみ」で「引っ越しや増改築をした」うちの約半数が「平成22年生まれの子のため」となっている（表31）。

　また、先進国の合計特殊出生率と1人当たり床面積をみると、必ずしも強い相関はみられないものの、アメリカ、フランスなど比較的合計特殊出生率の高い国では、1人当たり住宅床面積も広くなっている（表32）。

●少子化の要因の背景

①個人の結婚観、価値観の変化

　結婚や子どもをもつことに関しての考えでは、「結婚は個人の自由であるから、人は結婚してもしなくてもどちらでもよい」という考え方については、賛成と答えた者の割合が70.0％（「賛成」48.0％＋「どちらかといえば賛成」22.0％）、反対と答えた者の割合が28.0％（「どちらかといえば反対」16.9％＋「反対」11.1％）となっている（図18）。

　また、「結婚しても必ずしも子どもをもつ必要はない」という考え方については、賛成と答えた者の割合が42.8％（「賛成」22.5％＋「どちらかといえば賛成」20.3％）、反対と答えた者の割合が52.9％（「どちらかといえば反対」30.1％＋「反対」22.8％）となっている（図19）。

表31　同居者の構成、引っ越しや増改築の状況別子ども数・構成割合

上段：実数（人）　下段：構成割合（％）

同居者の構成	総数	引っ越しや増改築をした					引っ越しや増改築をしていない	不詳
			平成22年生まれの子のため		その他の理由	不詳		
			引っ越しした	増改築した				
総数	25,397 (100.0)	2,647 (10.4)	895 (3.5)	791 (3.1)	104 (0.4)	1,739 (6.8)	13 (0.1)	22,681 (89.3)	69 (0.3)
父母のみ	2,761 (100.0)	341 (12.4)	171 (6.2)	162 (5.9)	9 (0.3)	169 (6.1)	1 (0.0)	2,414 (87.4)	6 (0.2)
父母ときょうだいのみ	17,372 (100.0)	1,659 (9.5)	527 (3.0)	479 (2.8)	48 (0.3)	1,125 (6.5)	7 (0.0)	15,668 (90.2)	45 (0.3)
父母と祖父・祖母	3,510 (100.0)	311 (8.9)	106 (3.0)	67 (1.9)	39 (1.1)	204 (5.8)	1 (0.0)	3,188 (90.8)	11 (0.3)
父母とその他	101 (100.0)	18 (17.8)	7 (6.9)	4 (4.0)	3 (3.0)	11 (10.9)	－ －	82 (81.2)	1 (1.0)
父又は母と同居	1,645 (100.0)	318 (19.3)	84 (5.1)	79 (4.8)	5 (0.3)	230 (14.0)	4 (0.2)	1,321 (80.3)	6 (0.4)
その他	8 (100.0)	－ －	－ －	－ －	－ －	－ －	－ －	8 (100.0)	－ －

（注）　総数には外国在住分を含む。
（資料）「第7回21世紀出生児縦断調査（平成22年出生児）」（平成29年）

表32　先進諸国の合計特殊出生率及び1人当たり床面積

	日本	アメリカ	イギリス	フランス	ドイツ
合計特殊 出生率	1.42 (2018)	1.73 (2018)	1.74 (2017)	1.89 (2016)	1.57 (2017)
1人当たり 床面積	40m^2 (2018)	61m^2 (2017)	38m^2 (2017)	43m^2 (2013)	46m^2 (2010)

（資料）1．国立社会保障・人口問題研究所「人口統計資料集2020」
　　　　2．国土交通省「令和2年版国土交通白書」
（注）1．床面積は、補正可能なものは壁芯換算で補正（フランス・ドイツ×1.10、アメリカ×
　　　　　0.94）。
　　　2．アメリカの床面積は中央値（median）。

図18 「結婚は個人の自由であるから、人は結婚してもしなくてもどちらでもよい」
という考え方について

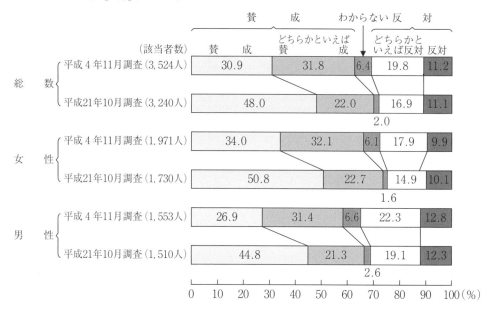

（資料）内閣府「男女共同参画社会に関する世論調査」（平成21年）

図19 「結婚しても必ずしも子どもをもつ必要はない」という考え方について

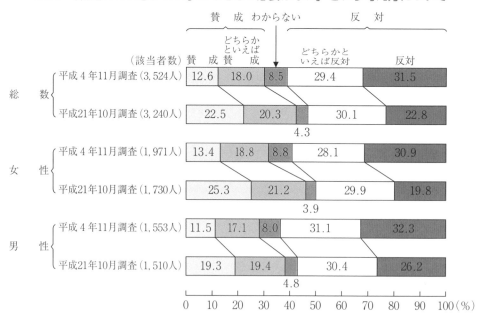

（資料）内閣府「男女共同参画社会に関する世論調査」（平成21年）

②親から独立して結婚生活を営むことへのためらい

　親と同居の未婚女性数の推移を見ると、20〜34歳女性人口に占める親と同居の未婚者の割合は高い水準が続いている。また35〜44歳女性人口に占める親と同居の未婚者は実数、割合ともに増加が続いている（表33）。

表33　親と同居の未婚女性数の推移

	20〜34歳女性人口（万人）	うち親と同居の未婚女性		35〜44歳女性人口（万人）	うち親と同居の未婚女性	
		数（万人）	割合(%)		数（万人）	割合(%)
昭和55年	1,373	359	26.1	879	21	2.3
60年	1,239	398	32.1	993	29	2.9
平成2年	1,225	475	38.8	980	32	3.3
7年	1,321	543	41.1	833	39	4.6
12年	1,342	563	41.9	790	51	6.5
17年	1,269	550	43.4	839	80	9.5
21年	1,128	525	46.6	906	104	11.4
22年	1,095	500	45.6	909	111	12.2
23年	1,062	482	45.4	925	114	12.3
24年	1,038	501	48.3	933	120	12.9

（注）各年とも9月の数値である。
（資料）総務省統計研修所「親と同居の未婚者の最近の状況」（「労働力調査」を特別に集計）

2．出産・育児の支援制度、施設の利用

　少子化は、長期的には人口の高齢化となって現れる。一方で、高齢化社会では労働力不足に対処するため、女性労働力の活用が必要になるだろうと言われている。そのためには、働く女性が子どもを産みやすく育てやすい環境を作っていくことが必要である。

　一般的なアンケート調査によると、1歳以上の子どもを持つ夫婦で、最初の子どもが3歳になるまでに何らかの制度・施設を利用した人の割合は全体の80.3%であった。妻が出産前後に正規雇用を継続していた夫婦に限ると、98.1%が何らかの制度・施設を利用しており、なかでも産前・産後休業制度（90.7%）や育児休業制度（83.6%）の利用率が高く（表34）、後者は近年利用率が高まっている（図20）。ただし、これらの制度・施設の利用率は勤め先の企業規模で差があり、大企業や官公庁に勤める場合に高い（表34）。また、親の育児援助が得られない場合に、支援制度・施設を利用する場合が高くなっている（図21）。

表34　妻の就業形態別にみた、第1子が3歳になるまでに利用した子育て支援制度や施設

（複数回答）

妻の就業形態（客体数）		いずれかの制度・施設を利用	産前・産後休業制度	育児休業制度（妻）	育児休業制度（夫）	短時間勤務制度・育児時間制度（妻）	短時間勤務制度・育児時間制度（夫）	認可保育所（小規模認可保育所含む）	認定こども園	事業所内保育所	その他の認可外保育施設（保育室・ベビーホテルなど・認証保育所）	保育ママ（家庭的保育）	ベビーシッター（居宅訪問型保育含む）	ファミリーサポートセンター	一時預かり事業	子育て支援センター・つどいの広場などの地域の親子交流や相談の場等	どれも利用しなかった
総　　数　（2,410）		80.2%	26.3	22.7	0.5	7.1	0.2	24.1	3.7	2.7	5.1	0.5	0.8	3.6	10.6	49.5	19.8
正規雇用継続者	総　　数　（518）	98.1%	90.7	83.6	1.2	28.0	0.8	55.2	7.1	6.9	7.9	1.0	1.2	4.2	6.4	34.2	1.9
	妻の出生年																
	1960～69年　（34）	100.0%	94.1	85.3	–	26.5	–	58.8	2.9	8.8	8.8	–	2.9	5.9	5.9	20.6	–
	1970～74年　（173）	97.1	90.8	82.7	2.3	28.9	1.7	57.2	6.4	4.0	8.7	1.7	1.7	4.0	5.8	26.0	2.9
	1975～79年　（193）	97.9	88.1	82.4	1.0	24.9	0.5	54.9	7.8	8.8	6.2	0.5	1.0	4.1	6.2	37.3	2.1
	1980～93年　（118）	99.2	94.1	86.4	–	32.2	–	51.7	8.5	7.6	9.3	0.8	–	4.2	7.6	44.9	0.8
	妻の勤め先の従業員規模（第1子1歳時）																
	1～29人　（80）	90.0%	78.8	60.0	1.3	10.0	–	40.0	7.5	–	6.3	1.3	1.3	5.0	6.3	31.3	10.0
	30～99人　（57）	100.0	89.5	82.5	3.5	19.3	–	52.6	7.0	3.5	7.0	–	–	5.3	8.8	42.1	–
	100～299人　（87）	98.9	90.8	79.3	–	20.7	–	52.9	8.0	9.2	4.6	1.1	1.1	1.1	3.4	27.6	1.1
	300～999人　（76）	100.0	93.4	94.7	–	40.8	1.3	53.9	6.6	15.8	7.9	–	1.3	7.9	5.3	39.5	–
	1000人以上　（131）	99.2	94.7	88.5	1.5	41.2	0.8	65.6	6.9	9.2	11.5	0.8	1.5	2.3	8.4	27.5	0.8
	官公庁　（73）	100.0	95.9	94.5	1.4	26.0	1.4	58.9	6.8	1.4	6.8	2.7	1.4	6.8	5.5	46.6	–

（注）対象は第1子が3歳以上15歳未満の初婚どうしの夫婦。ここでの「正規雇用継続者」とは、「第1子の妊娠がわかったとき」「第1子が1歳になったとき」の2時点で正規雇用者であった者。勤め先の従業員数不詳については掲載を省略。ただし、総数にはこれを含む。

（資料）国立社会保障・人口問題研究所「第15回出生動向基本調査」（平成27年）

図20　第1子の出生年別にみた第1子が3歳になるまでの子育て支援制度・施設利用割合の推移

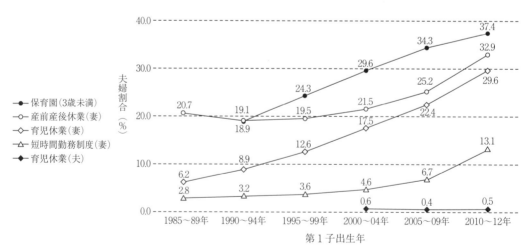

（注）対象は第1子が3歳以上15歳未満の初婚どうしの夫婦。第12回（平成14年）～第15回（平成27年）調査を合わせて集計。ただし、夫の育児休業は14、15回調査のみ、保育園は比較可能な第13回、14回、15回調査のみ。保育園には、認可保育所、認定こども園、企業内保育施設、その他保育施設を含むが、一時預かりは含まない。

（資料）国立社会保障・人口問題研究所「第15回出生動向基本調査」（平成27年）

図21　就業経歴・結婚持続期間別にみた
第１子が３歳になるまでに受けた母親（子の祖母）の支援と制度・施設の利用状況

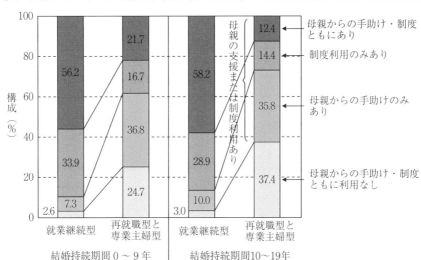

(注) 対象は３歳以上の子を持つ初婚どうし夫婦のうち、妻の就業経歴が「就職継続型」、「再就職型」および「専業主婦型」のいずれか
　　に該当するもの。「就業継続型」は、結婚を決めたとき就業～第１子１歳時就業～現在就業。「再就職型」は、結婚を決めたとき就業
　　～第１子１歳時無職～現在就業。「専業主婦型」は、結婚を決めたとき就業～第１子１歳時無職～現在無職。「母親からの手助けあり」
　　は、夫方・妻方の母親から「ひんぱんに」「日常的に」子育ての手助けを受けた夫婦。「制度・施設の利用あり」とは、第１子について、
　　表34に掲げる制度や施設のうち「子育て支援センター・つどいの広場など地域の親子交流や相談の場」を除く少なくとも一つ以上の
　　利用があった夫婦。
(資料) 国立社会保障・人口問題研究所「第15回出生動向基本調査」（平成27年）

　旧厚生省人口問題審議会においても、「少子化の要因の政策的対応は、労働、福祉、保健、医療、社会保険、教育、住宅、税制その他多岐にわたるが、中核となるのは、固定的な男女の役割分業や雇用慣行の是正と、育児と仕事の両立に向けた子育て支援である。」と報告書で述べている。

　出生率の低下は、20世紀後半の経済成長の過程で進行した雇用者化、多くの国民の生活や社会の形が画一的・固定的になり過ぎた結果、結婚や子育ての魅力がなくなり、その負担が増してきたところに、根本原因があるのではないだろうか。今後多岐にわたる議論と政策的対応が大きな実を結ぶことが期待出来るだろう。

Ⅳ. 母子保健対策の現状

1. 母子保健行政の概要

(1) 母子保健対策の体系

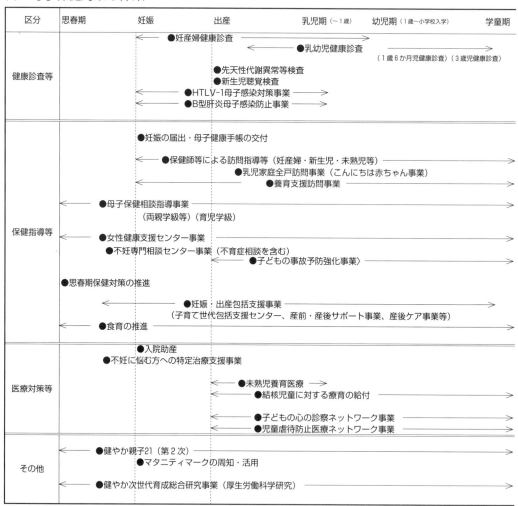

区分	思春期	妊娠	出産	乳児期 (〜1歳)	幼児期 (1歳〜小学校入学)	学童期
健康診査等		●妊産婦健康診査		●乳幼児健康診査	(1歳6か月児健康診査) (3歳児健康診査)	
			●先天性代謝異常等検査			
			●新生児聴覚検査			
		●HTLV-1母子感染対策事業				
		●B型肝炎母子感染防止事業				
保健指導等		●妊娠の届出・母子健康手帳の交付				
		●保健師等による訪問指導等（妊産婦・新生児・未熟児等）				
			●乳児家庭全戸訪問事業（こんにちは赤ちゃん事業）			
			●養育支援訪問事業			
	●母子保健相談指導事業 （両親学級等）（育児学級）					
	●女性健康支援センター事業					
	●不妊専門相談センター事業（不育症相談を含む）					
			●子どもの事故予防強化事業			
	●思春期保健対策の推進					
		●妊娠・出産包括支援事業 （子育て世代包括支援センター、産前・産後サポート事業、産後ケア事業等）				
	●食育の推進					
医療対策等		●入院助産				
		●不妊に悩む方への特定治療支援事業				
			●未熟児養育医療			
			●結核児童に対する療育の給付			
			●子どもの心の診察ネットワーク事業			
			●児童虐待防止医療ネットワーク事業			
その他	●健やか親子21（第2次）					
		●マタニティマークの周知・活用				
	●健やか次世代育成総合研究事業（厚生労働科学研究）					

(2) 母子保健関係国庫補助事業の概要

区分	事業名 (実施者等)	事業内容	実施主体	創設年度	令和3年度 (令和2年度)		根拠法令 (補助率)	所得制限等	備考
					対象人員等	予算額 (百万円)			
健康診査等	1歳6か月児健康診査 (市町村)	身体の発育、精神発達等の標識が容易に得られる時点での健康診査 (一般、精密、歯科健康診査)	市町村	S52	一般健診 －	－	法第12条 第1項第1号	－	S62' 精密健康診査 H9' 補助金→負担金 H17' 税源移譲
	3歳児健康診査 (市町村)	身体発育、精神発達の面から最も重要な時期での総合的な健康診査 (一般、精密、歯科健康診査、視聴覚検査)	市町村	S36	一般健診 －		法第12条2 第1項第2号	－	S38' 精密健康診査 H2' 視聴覚検査 H9' 実施主体 都道府県→市町村 H17' 税源移譲

区分	事業名（実施者等）	事　業　内　容	実施主体	創設年度	令和3年度（令和2年度）予算額（百万円）	根拠法令（補助率）	備考
保健指導（統合補助金）	生涯を通じた女性の健康支援事業	女性の生涯を通じた健康教育や女性健康支援センターでの相談支援を実施する。他にも若年妊婦等への相談支援の実施や不妊専門相談支援センターでの専門相談を実施しているほかHTLV-1母子感染予防対策も実施する。	都道府県指定都市中核市	H 8	※1	（1／2）	H17' 統合補助金化 H23' HTLV-1母子感染予防対策を追加 H24' 不育症専門相談を追加 H29' 不妊専門相談センターに夜間・休日対応加算を追加 H31' 女性健康支援センターに特定妊婦等に対する産科受診等支援を追加 R2' 女性健康支援センター事業やNPO等によるSNSを活用した相談支援やアウトリーチ支援等を実施した場合の事業を追加
	妊娠・出産包括支援事業	子育て世代包括支援センターの設置促進を図るとともに、家庭や地域での孤立感の解消を図るために相談支援を行う産前・産後サポート事業や、退院直後の母子への心身のケア等を行う産後ケア事業などを地域の実情に応じて実施する。 さらに、都道府県が人材育成のための研修を行う等、市町村に対し妊娠・出産包括支援事業を推進するための体制を整備する。	都道府県市町村	H27	※1	母第17条の2（産後ケア事業）（1／2）	H26' 創設（統合補助金） H27' 事業名称を変更 H29' 子育て世代包括支援センター開設準備事業を追加 R2' 産前・産後サポート事業に多胎ピアサポート事業、多胎妊産婦サポーター等事業や妊産婦に対する育児用品等支援を実施した場合の加算を追加 妊娠・出産包括支援推進事業において、産後ケア事業を市町村同士で共同実施することを都道府県が推進する場合の加算を追加
	育児等健康支援事業	1　地域活動事業 2　母子栄養管理事業 3　乳幼児の育成指導事業 4　出産前小児保健指導事業 5　出産前後ケア事業 6　健全母性育成事業 7　休日健診・相談等事業 8　乳幼児健診における育児支援強化事業 9　虐待・いじめ対策事業 10　児童虐待防止市町村ネットワーク事業 11　ふれあい食体験事業	市町村	H 7	－	－	H15' 子どもの心の健康づくり対策事業を統合 H17' 次世代育成支援対策交付金に移行 H23' 子育て支援交付金に移行 H24' 地方交付税措置
	食育の推進	子どもの健やかな食習慣を培い、豊かな人間性を育むため、食育推進連絡会を設置するなど保健センター、保育所、学校等関係機関の連携による取組を支援する。	市町村	H15	－	－	H17' 次世代育成支援対策交付金に移行 H23' 子育て支援交付金に移行 H24' 地方交付税措置
	子どもの事故予防強化事業	子どもの事故の予防強化を図るため、健診などの場を活用し、保護者に対する意識啓発をきめ細かく行うための取組を支援する。	市町村	H22	－	－	H22' 次世代育成支援対策交付金に計上 H23' 子育て支援交付金に移行 H24' 地方交付税措置

区分	事業名（実施者等）	事業内容	実施主体	創設年度	令和3年度（令和2年度）予算額（百万円）	根拠法令（補助率）	備考
医療対策等	安心こども基金 不妊に悩む方への特定治療支援事業	不妊治療の経済的負担の軽減を図るため、高額な治療費がかかる体外受精及び顕微授精について、配偶者間の不妊治療に要する費用の一部を助成する。	都道府県指定都市中核市	H16	(36,956)※2	(1/2)	H16′創設 H17′統合補助金化 H18′通算2年→5年に拡大 H19′1年度あたり1回10万円、2回までに増額及び所得制限の緩和 H22′給付額の引き上げ（10万円→15万円） H23′事業名を変更し、1年目については年3回まで対象回数を拡大 H25′費用が安価な凍結胚移植（採卵を伴わないもの）等について1回の治療助成上限額を見直し（15万円→7.5万円） H25′補正予算安心こども基金に移行 H27′統合補助金に移行 H28′初回治療の助成額を増額（15万円→30万円）、男性不妊治療への助成拡大（15万円を助成） H31′男性不妊治療にかかる初回の助成額を増額（15万円→30万円） R2′補正予算安心こども基金に移行 所得制限撤廃、助成額一律30万円に拡充など
	統合補助金 子どもの心の診療ネットワーク事業	様々な子どもの心の問題、児童虐待や発達障害に対応するため、都道府県域における拠点病院を中核とし、各医療機関や保健福祉機関等と連携した支援体制の構築を図るための事業を実施する。	都道府県指定都市	H20	※1	(1/2)	H20′創設（統合補助金） H23′事業の本格実施に伴い名称変更 H29′実施主体に指定都市を追加

区分	事業名（実施者等）	事業内容	実施主体	創設年度	令和3年度（令和2年度）予算額（百万円）	根拠法令（補助率）	備考
医療対策等	産婦健康診査事業	産後うつの予防や新生児への虐待予防を図る観点から、産後2週間、産後1か月など出産後間もない時期の産婦に対する健康診査（産後の母体の回復や産婦の精神状態等の診察）の費用を助成する。	市町村	H29	※1	（1／2）	H29´ 創設（統合補助金）
	新生児聴覚検査体制整備事業	全ての新生児を対象に新生児聴覚検査が実施され、聴覚障害の早期発見・早期療育が図られるよう、都道府県における新生児聴覚検査の推進体制を整備する。	都道府県	H29	※1	（1／2）	H29´ 創設（統合補助金） R2´ 新生児聴覚検査管理等事業や聴覚検査機器購入補助を追加
	チャイルド・デス・レビュー（Child Death Review）体制整備モデル事業	チャイルド・デス・レビュー（Child Death Review）モデル事業について、制度化に向け、都道府県等における実施体制を検討するためのモデル事業として、関係機関による連絡調整、子どもの死因究明にかるデータ収集及び整理、有識者や多機関による検証並びに検証結果を踏まえた予防策の提言を行うための費用の支援を試行的に実施する。	都道府県	R2	※1	（1／2）	R2´ 創設
	被災した妊産婦・乳幼児の相談等の母子保健支援事業	①被災した妊産婦・乳幼児等に対して、保健師や助産師等による心身の健康に関する相談支援や乳幼児健診等の母子保健事業の体制確保に要する経費について補助を行う。 ②乳幼児健診等において継続的に妊産婦及び乳幼児等の心身の状況を把握し、特に支援が必要な場合は医療機関等の専門機関へつなぐことができるよう、保健師等に対する研修を実施する。	①被災した都道府県及び市町村②被災した都道府県指定都市中核市	H28	※1	（3／4）	H28´ 創設（統合補助金） H30´ 平成30年7月豪雨を対象に追加 R2´ 令和元年台風第15号及び第19号を対象に追加 令和2年7月豪雨を対象に追加
	不育症検査費用助成事業	不育症の方への経済的支援のため、要件に該当する不育症検査の費用について、5万円を上限に助成を行う。	都道府県指定都市中核市	R3	※1	（1／2）	R3´ 創設（統合補助金）
負担金	未熟児養育費負担金	身体の発育が未熟のまま出生した未熟児に対する医療の給付。	市町村	S33	3,697（3,637）	母第20条（1／2）	H25´ 都道府県、政令市、特別区から市町村へ権限移譲
	結核児童療育費負担金	長期の入院治療を要する結核児童に対する医療の給付。	都道府県指定都市中核市	S34	6（5）	児第20条（1／2）	
	結核児童日用品費等負担金	①長期の入院治療を要する結核児童に必要な学習用品等を支給する。 ②未熟児への医療の給付に際して、移送が必要な場合に、移送に要する実費相当額を支給する。	①都道府県指定都市中核市②市町村	S33	1（1）	母第20条児第20条（1／2）	②H25´ 都道府県、政令市、特別区から市町村へ権限移譲

（注）　「根拠法令」欄中「母」は母子保健法、「児」は児童福祉法
※1　母子保健医療対策総合支援事業（11,983百万円）に一括計上
※2　第3次補正予算

2．妊娠の届出及び母子健康手帳の交付

　妊娠した者は、すみやかに市区町村長に対して妊娠の届出をするようにしなければならないことになっており、この届出をした者に対して、市区町村から母子健康手帳が交付される。

　妊娠の届出は、妊婦を行政的に把握することにより保健指導や健康診査等各種の母子保健対策をその対象に漏れなくいき渡るようにするためのものであり、早期の届出が肝要である。この届出は、時点のずれはあるが出産件数からみてほとんどの妊婦が行っているものといえる（表35）。

　母子健康手帳は、妊娠、出産、育児に関する記録帳であり、妊娠中の状況、出産時や産後の母体の経過、乳幼児から6歳になるまでの成長の過程や保健指導、健康診査の結果等について、妊婦（母）、医師、保健師等が記録できるようになっている。また、予防接種を受けた場合には、母子健康手帳に必要な事項を記入することによって予防接種済証に代えられることとされている（予防接種法施行規則第4条第3項）。

　このように、母子健康手帳は、母と子の健康と成長の記録であり、また、この記録を参考として保健指導や健康診査が行われる等、母子保健対策を進めていくうえで重要な意義をもつものである。

表35　妊娠届出数の年次推移（平成17年度〜平成30年度）

区　　　分	妊娠届出数	妊娠第5月(満19週)以前の届出数	妊娠第6月(満20週)以降の届出数	分　娩　後	不　　　詳
平成17年度	1,132,669	…	…	…	…
18年度*	1,143,086	1,096,623	26,388	…	13,966
19年度	1,150,541	1,115,097	24,936	…	10,508
20年度	1,150,660	1,118,987	23,063	…	8,610
21年度	1,161,542	1,134,436	17,613	2,272	7,221
22年度**	1,119,490	1,095,123	15,834	2,428	6,105
23年度	1,105,863	1,082,861	15,369	2,398	5,235
24年度	1,080,913	1,059,697	14,318	2,180	3,998
25年度	1,073,964	1,052,787	13,214	2,189	5,774
26年度	1,076,109	1,056,223	12,676	2,477	4,733
27年度	1,053,444	1,033,979	12,293	2,614	4,558
28年度	1,008,985	991,629	11,407	2,840	3,109
29年度	986,003	969,546	10,990	2,115	3,352
30年度	933,586	918,478	10,676	1,987	2,445

（注）＊週数別の届出数については、計数不明の市区町村があるため、総数と一致しない。
　　＊＊東日本大震災の影響により、岩手県の一部の市町村、宮城県のうち仙台市以外の市町村、福島県の一部の市町村が含まれていない。
（資料）平成19年度までは「地域保健・老人保健事業報告」、平成20年度からは「地域保健・健康増進事業報告」

3．妊産婦及び乳幼児の健康診査

　妊産婦・乳幼児の健康診査は、安全な分娩と健康な子の出生の基礎的条件であり、また、異常を早期に発見し、早期に適切な措置を講ずるうえできわめて重要である。

⑴　妊産婦・乳幼児健康診査

　妊産婦・乳幼児の健康診査は、市区町村を中心に行われているが、特に妊婦と乳児の健康管理を徹底するため、昭和44年度から都道府県が委託した医療機関においても公費により健康診査が受けられるようになった。

　この医療機関に委託して行われる健康診査は、当初は低所得世帯に属する者に限られていたが、昭和48年度からは、この所得制限が撤廃され、すべての妊婦と乳児に対して行われることとなり、さらに昭和49年度からは、妊婦については、妊娠の前半期と後半期に各1回、乳児については身体の欠陥の発見、離乳指導等に適した3〜6か月に1回と、心身の欠陥の発見、育児指導等に適した9〜11か月に1回、医療機関において一般健康診査が受けられるようになった。

　また、この一般健康診査の結果、妊娠高血圧症候群等妊娠または出産に直接支障を及ぼす疾病の疑いのある妊婦、疾病ならびに心身の発達に異常の疑いのある乳児に対しては1回以内精密健康診査を受けることができるようになっている（表36）。

　さらに、平成8年度から、出産予定日において35歳以上である妊婦を対象として、超音波検査が導入された。

表36　健康診査受診件数（平成21年度〜平成30年度）

区　　分	妊　産　婦		乳　　児	
	一般健康診査	精密健康診査	一般健康診査	精密健康診査
平成21年度	1,371,173	8,637	2,448,014	26,907
22年度＊	1,342,398	8,602	2,418,574	26,433
23年度	1,336,076	9,300	2,428,853	26,046
24年度	1,291,822	9,522	2,388,299	24,890
25年度	1,298,197	10,601	2,375,423	25,456
26年度	1,341,688	11,777	2,346,290	26,634
27年度	1,381,752	12,012	2,408,748	27,805
28年度	1,323,416	11,772	2,341,013	30,289
29年度	1,370,324	11,357	2,250,519	31,333
30年度	1,496,442	12,070	2,218,183	32,041

（注）＊東日本大震災の影響により、岩手県の一部の市町村、宮城県のうち仙台市以外の市町村、福島県の一部の市町村が含まれていない。

（資料）「地域保健・健康増進事業報告」

図22　母子保健事業の経路図の例（妊婦・乳児健康診査）

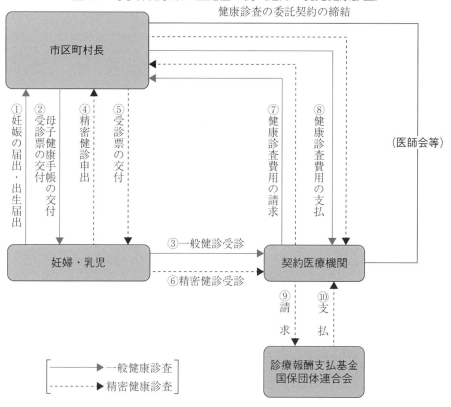

なお、妊産婦健康診査は平成10年度に地方交付税措置されている。また乳幼児健康診査は平成12年度に地方交付税措置され、地域の実情に応じて実施されている。

妊婦健康診査については、平成19年度に地方交付税措置が拡充（2回→5回）され、20年度第2次補正予算において、地方財政措置されていなかった9回分について、22年度末までの間、国庫補助と地方財政措置が行われた。さらに22年度補正予算及び23年度第4次補正予算において、24年度末までこの財政措置が継続され、25年度以降は、地方財源を確保し、普通交付税措置を講ずることにより、恒常的な仕組みへ移行することとなった。

また、平成22年度に総理官邸HTLV-1特命チームの取りまとめた「HTLV-1総合対策」を踏まえ、妊婦健康診査におけるHTLV-1抗体検査を標準的な検査項目に加え、公費負担の対象とした。

なお、この制度による健康診査を受ける場合には、あらかじめ交付されている健康診査受診票を医療機関に提出することにより、所定の検査が受診できる（図22）。

⑵　1歳6か月児健康診査

運動機能、視聴覚等の障害、精神発達の遅滞等については、早期に発見し早期に適切な

表37　健康診査受診状況（平成22年度〜平成30年度）

(1) 妊産婦乳児健康診査

(人)

区　　分	妊産婦			乳児		
	一般健康診査		精密健康診査	一般健康診査		精密健康診査
	実人員	延人員		実人員	延人員	
平成22年度*	1,342,398	12,265,337	8,602	2,418,574	2,452,217	26,433
23年度	1,336,076	12,412,964	9,300	2,428,853	2,462,120	26,046
24年度	1,291,822	12,093,667	9,522	2,388,299	2,416,272	24,890
25年度	1,298,197	12,275,940	10,601	2,375,423	2,402,201	25,456
26年度	1,341,688	12,838,708	11,777	2,346,290	2,366,579	26,634
27年度	1,381,752	12,814,895	12,012	2,408,748	2,424,811	27,805
28年度	1,323,416	12,539,557	11,772	2,341,013	2,354,971	30,289
29年度	1,370,324	12,209,213	11,357	2,250,519	2,263,042	31,333
30年度	1,496,442	11,954,150	12,070	2,218,183	2,229,486	32,041

(2) 1歳6か月児健康診査

(人)

区　　分	対象人員	一般健康診査受診実人員	精密健康診査受診実人員
平成22年度*	1,089,173	1,023,680	13,665
23年度	1,104,751	1,042,991	13,772
24年度	1,079,703	1,023,370	13,811
25年度	1,055,457	1,001,397	13,537
26年度	1,051,286	1,004,202	14,395
27年度	1,053,660	1,008,449	15,058
28年度	1,045,813	1,008,405	14,916
29年度	1,017,475	978,831	15,445
30年度	987,296	952,991	15,090

(3) 3歳児健康診査

(人)

区　　分	対象人員	一般健康診査受診実人員	精密健康診査受診実人員
平成22年度*	1,104,907	1,008,623	50,563
23年度	1,120,010	1,029,580	52,732
24年度	1,090,867	1,012,567	54,213
25年度	1,086,746	1,009,368	54,069
26年度	1,072,703	1,009,176	53,988
27年度	1,078,882	1,017,584	57,191
28年度	1,051,910	1,000,319	59,734
29年度	1,033,612	984,233	63,144
30年度	1,039,245	996,606	65,477

（注）＊東日本大震災の影響により、岩手県の一部の市町村、宮城県のうち仙台市以外の市町村、福島県の一部の
　　　市町村が含まれていない。
（資料）「地域保健・健康増進事業報告」市区町村が実施した妊産婦及び乳幼児の健康診査受診実人員、延人員

措置を講ずることにより、心身障害を予防することができる。

　そのため、昭和52年度から、歩行や言語等の発達の標識が容易に得られるようになる１歳６か月の時点で、市区町村において健康診査が行われるようになった。

　また、昭和62年度からは健康診査の結果、異常が認められた幼児については、各診療科別に専門医師による精密健康診査が行われるようになり、さらに、精神発達面については、児童相談所において精神科医及び心理判定員等による精密健康診査が行われるようになった。

　なお、この健康診査では、生活習慣の自立、むし歯の予防、幼児の栄養、その他育児に関する指導等も併せて行われている。

　また、本事業は平成17年度より地方交付税措置されている。

⑶　３歳児健康診査

　３歳児健康診査は、幼児期のうちで身体発育及び精神発達の面から特にこの時期が最も重要であることから、昭和36年度から医師等による総合的な健康診査を行うこととしたものである。

　また、昭和38年度からは健康診査の結果異常が認められた幼児については、各診療科別に専門医師による精密健康診査が行われるようになり、さらに昭和44年度からは、精神発達面について、児童相談所において精神科医及び心理判定員等による精密健診が行われるようになった。平成２年10月から、視聴覚検査を加え３歳児健康診査の一層の充実を図っている（表37）。

　なお、平成９年度に３歳児健康診査の実施主体が都道府県から市区町村へ移譲され、平成17年度より地方交付税措置となっている。

⑷　B型肝炎母子感染防止対策

　B型肝炎は、ウイルスによって起こる肝疾患であり、場合によっては肝硬変や肝がんに進行するおそれがあるものであるが、妊婦がB型肝炎ウイルスを有する場合に、母子感染によってその子がキャリア（HBs抗原持続陽性者）となり、また劇症肝炎や急性肝炎を発症することがある。

　このため、昭和60年度から母子感染を起こすおそれのある妊婦（HBe抗原陽性）を発見し、その妊婦から出生した子に対しキャリア化防止対策を講じることにより、キャリアの新たな発生をなくし、B型肝炎の撲滅を図ることを目的として実施してきたが、平成７年度から、さらにB型肝炎ウイルスを有する妊婦から出生した子すべてを対象にキャリア化防止、劇症肝炎、急性肝炎の発症防止を目的として実施している。

　なお、妊婦のHBs抗原検査は公費により負担されており、検査に要する経費は平成10年

図23　B型肝炎ウイルスの母子感染予防スケジュール

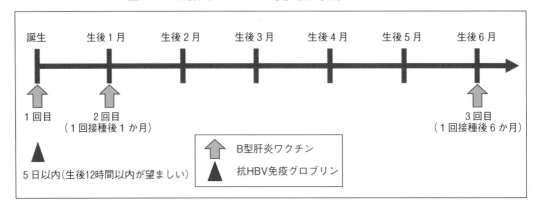

度から一般財源化され、地方交付税措置されている。また、妊婦のHBs抗原検査が陽性だった場合、HBe抗原検査、B型肝炎ワクチンの接種、および乾燥抗HBs人免疫グロブリンの投与は医療保険が適応されている。平成25年10月より、B型肝炎ワクチン、乾燥抗HBs人免疫グロブリンの用法の一部変更申請が承認され、新たな用法となった（図23）。

(5)　先天性代謝異常等検査

　フェニルケトン尿症等の先天性代謝異常及び先天性甲状腺機能低下（クレチン）症は、放置すると知的障害などの症状を来すが、早期に発見し早期に適切な治療を行うことにより、心身障害を予防することが可能である。

　先天性代謝異常の検査は、フェニルケトン尿症については、昭和45年度から新生児訪問指導に際して尿による検査を行ってきたが、その後血液によるマス・スクリーニング（ガスリー法）が開発され、昭和52年度から全国的に実施されている。

　また、昭和54年度からは、先天性甲状腺機能低下（クレチン）症の検査も同時に行うこととされた。さらに、昭和63年度から新たに先天性副腎過形成症の検査を加え充実を図ってきた。

　この血液による検査は、同時に検査することができ、しかも発生頻度が比較的高く、治療方法についてもある程度確立されているフェニルケトン尿症、楓糖尿症、ホモシスチン尿症、ガラクトース血症、先天性副腎過形成症、先天性甲状腺機能低下（クレチン）症の6疾病について行われてきた（ヒスチジン血症については平成4年度をもって終了）。

　平成7年度からは、楓糖尿症の検査方法について、ロイシン脱水素酵素・マイクロプレート法が追加され、平成10年度からは、フェニルケトン尿症の検査方法に、マイクロプレート法が、さらに、平成12年度からは、フェニルケトン尿症、楓糖尿症、ホモシスチン尿

表38　疾病別、先天性代謝異常検査異常者数（昭和52年度〜令和元年度）

	総数	昭和52年度〜平成26年度	27年度	28年度	29年度	30年度	令和元年度
先天性副腎過形成症*1	2,133	1,838	59	62	50	69	55
クレチン症*2	18,217	15,077	675	611	594	612	648
ガラクトース血症	1,359	1,249	13	9	27	27	34
フェニルケトン尿症	742	647	17	23	20	15	20
楓糖尿症	97	90	1	5	−	−	1
ホモシスチン尿症	218	207	2	2	2	−	5
シトルリン血症1型*3	31	10	3	5	1	7	5
アルギニノコハク酸尿症*3	4	3	−	−	−	1	−
メチルマロン酸血症*3	65	18	14	13	7	5	8
プロピオン酸血症*3	147	43	23	29	13	20	19
イソ吉草酸血症*3	7	3	1	−	1	1	1
メチルクロトニルグリシン尿症*3	35	11	6	−	4	10	4
ヒドロキシメチルグルタル酸血症*3	−	−	−	−	−	−	−
複合カルボキシラーゼ欠損症*3	7	1	2	1	1	1	1
グルタル酸血症1型*3	14	6	4	2	−	1	1
MCAD欠損症*3	62	18	9	10	9	7	9
VLCAD欠損症*3	95	22	11	18	18	9	17
三頭酵素欠損症*3	4	4	−	−	−	−	−
CPT−1欠損症*3	10	5	−	1	1	1	2
CPT−2欠損症*3	15	…	…	…	−	7	8
その他	1,420	931	86	74	117	109	103

（注）　＊1　昭和63年度から実施。
　　　　＊2　昭和54年度から実施。
　　　　＊3　平成23年度から実施。
（資料）厚生労働省母子保健課調べ

図24　先天性代謝異常検査のシステム

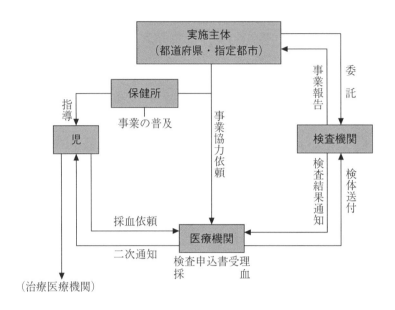

症の検査方法に、高速クロマトグラフィ法（HPLC法）が追加され、平成13年度からは本
事業が地方交付税措置されている。

　また、平成23年度からは、タンデムマス法を用いた新生児マス・スクリーニング検査の
普及を図っているところである。NPO法人タンデムマス・スクリーニング普及協会が普
及のための事業を展開している。タンデムマス法を導入することにより、多くの疾病が、
1回の検査でスクリーニング可能となる（表38）。

　検査は医療機関で生後5～7日の新生児の足蹠から穿刺によりごく少量の血液をろ紙に
採り、これを各都道府県（指定都市）の検査機関（衛生研究所等）に送付することによっ
て行われる。検査の結果、異常または異常の疑いがある場合は直ちに再検査が行われ、治
療については公費負担による医療の給付が行われている（図24）。

　なお、昭和59年度から実施されていた神経芽細胞腫検査事業は、その有効性について「神
経芽細胞腫マススクリーニング検査のあり方に関する検討会」により検討が行われ平成15
年7月に報告書がまとめられた。その結果現在行われている神経芽細胞腫検査事業は、事
業による死亡率の減少効果の有無が明確でない一方、自然に退縮する例に対して治療を行
うなどの負担をかけており、このまま継続することは難しいと判断されることから今後臨

床診断と治療向上のための研究の推進と実施体制の確立を条件として休止することが適切であるとされた。

　また、平成12年度から新生児聴覚検査事業が実施され、平成19年度から本事業が地方交付税措置されている。

4．妊産婦及び乳幼児の保健指導

⑴　市区町村における保健指導

　市区町村においては、妊娠、出産、育児や乳幼児の保健についての一貫した指導を行っている。(母子保健法第10条)。

⑵　家庭を訪問して行う保健指導

　妊産婦、新生児、未熟児に対しては、必要に応じて医師、助産師、保健師がその家庭を訪問して保健指導を行っている（表39）。

　妊産婦については、市区町村で行われる健康診査の結果に基づいて行われるものであるが、単に保健衛生面についての指導だけではなく、その家庭環境や生活環境からみて、妊産婦の健康の保持、増進や日常生活全般にわたる指導、助言が妊産婦とその家族に対して行われるものである。

表39　妊産婦・新生児・未熟児訪問指導実施状況（平成21年度～平成30年度）

	妊産婦訪問指導		新生児訪問指導		未熟児訪問指導		乳児訪問指導		幼児訪問指導	
	実人員	延人員	実人員	延人員	実人員	延人員	実人員	延人員	実人員	延人員
平成21年度	632,968	697,955	273,798	293,235	55,995	70,653	449,954	510,260	154,902	229,839
22年度*	670,099	741,595	261,906	280,611	58,901	74,962	499,184	564,516	169,590	251,237
23年度	689,785	762,020	254,182	270,360	59,056	74,275	534,678	606,869	171,670	253,751
24年度	702,345	777,919	239,567	255,348	59,953	75,942	539,693	609,961	165,967	250,722
25年度	740,532	819,617	253,690	269,546	56,679	70,072	565,624	636,255	166,729	249,412
26年度	731,498	811,426	243,954	260,839	54,277	66,246	562,942	634,553	166,541	252,438
27年度	765,305	851,119	257,914	275,744	53,279	65,775	586,257	667,619	163,719	244,221
28年度	769,125	860,221	244,852	263,720	51,110	61,654	598,770	681,366	157,198	238,919
29年度	767,238	867,794	240,517	265,440	49,362	60,051	582,301	665,530	155,148	234,173
30年度	771,994	875,565	223,532	241,032	47,003	56,500	592,874	676,197	149,587	228,521

(注)　＊東日本大震災の影響により、岩手県の一部の市町村、宮城県のうち仙台市以外の保健所及び市町村、福島県の一部の市町村が含まれていない。

(資料)　「地域保健・健康増進事業報告」保健所及び市町村が実施した妊産婦及び乳幼児訪問指導の被指導実人員、延人員

新生児や未熟児に対する訪問指導は、新生児が外界に対する抵抗力が弱く、そのため特に栄養、環境、疾病予防などについて留意する必要があること、また、未熟児は、生理的にも種々の未熟性があり、疾病にもかかりやすい状態にあるので、その養育には常に慎重かつ適切でなければならないことなどから、新生児の保護者が第一子のため育児に未経験である等の場合や、家庭において養育している未熟児に対しては、保健師、助産師等による家庭訪問指導が行われているものである。

　なお、この訪問指導は、新生児が生後28日を経過しても引き続き指導を必要とする場合や、未熟児が正常児としての諸機能を得るに至った後においても指導の必要がある場合には、さらに継続して訪問指導を行うこととしている。実施に要する経費は地方交付税で措置されている。

(3)　母子保健相談・指導事業

　妊産婦、乳幼児の保健、栄養、育児等個々の問題に対する個別的な指導や相談に応ずるとともに、両（母）親学級、育児教室等講習会方式による集団指導を実施するなど、母子保健に関する正しい知識の普及と相談指導を行うものである。

(4)　育児等健康支援事業（24年度より地方交付税措置）

　※各事業の内容は、次世代育成支援対策交付金に計上される以前の事業を参考に記述。

①地域活動事業

　母子保健事業を推進するためには、その対象を行政が早期に的確に把握し、各種の制度や事業について周知徹底することが肝要である。

　そこで、母子保健に相当の経験を有し熱意のある者を「母子保健推進員」として市区町村長が委嘱し、各種の届出や制度についての説明、健康診査等受診の勧奨、地域における母子保健の問題点の把握などを行う母子保健推進員の活動の支援や愛育班など地域住民の自主的な参加により、組織的な母子保健活動を行う母子保健地域組織の育成を行うものである。

②母子栄養管理事業

㋑グループワーク事業

　妊娠中や授乳中の健康や栄養管理の実際、母乳の与え方や離乳のすすめ方の実際、おやつの与え方や肥満予防について、子どもの遊ばせ方や育児に関する母親同士の情報交換など、育児や食生活などに関しての実習を中心としたグループワークを母子健康センター等において行うこととしている。

㈡栄養強化事業

妊娠中あるいは産後、乳児期における栄養の摂取については、母体の健康の保持、胎児及び出生後の乳児の健全な成長、産後の早期回復等の基礎的条件であり、また、乳児の心身の健全な育成を図るため十分な栄養を補給することが必要である。

このため、前年分の所得税非課税世帯に属する妊産婦と乳児に対して、医師の診断に基づき適切な栄養食品を支給している。

③乳幼児の育成指導事業

健康診査の結果、直ちに継続的な指導等を必要としないが「要経過観察」とされ、特に対策が講じられないまま家庭に置かれている児童もおり、これが保護者の育児不安を招き、そのために児童の健全な育成が阻害される要因ともなっていることが指摘されている。

そこで、要経過観察にある児童や育児不安をもつ母親等を把握し、母子健康センター、保健所の他、育児機能を有する乳児院や保育所等の児童福祉施設を活用して集団的にあるいは個別の相談等を行い、母親の育児不安の解消と児童の健全な発達の促進を図るものである。

④出産前小児保健指導（プレネイタルビジット）事業

妊娠、出産準備、育児等に関しては従来から母子保健相談指導事業により、集団あるいは個別に指導が行われてきたところであるが、妊娠中、特に妊娠後期に妊婦が持つ育児に対する不安への対応は十分ではなく、出産後の育児不安として妊産婦の健康や乳幼児の健全な発育に支障を来している。

そこで、主に妊娠後期の妊婦とその家族を対象に、産婦人科医がこれら妊婦を小児科医に紹介し、妊婦は当該小児科医から育児に関する保健指導を受け、こうした育児不安の解消を図るとともに、生まれてくる子のかかりつけの医師の確保を図るものである。

⑤出産前後ケア事業

㈠産後ケア事業

出産後（退院後）の産婦及び新生児で、母体の身体的機能の回復に不安があり、あるいは育児不安が強く、保健指導が必要な者を助産所に入所させて、休養や栄養管理その他日常生活面にわたる支援を行う。助産所を利用できる期間は7日間で、産婦の母体管理、生活面の指導、乳房管理、沐浴や授乳、その他必要な保健指導を行う。

㈡出産母子支援事業

助産所等において助産師による電話又は面接による相談及び指導を行う。また、相談に応じる助産師の技術向上を図るための研修を行う。

⑥健全母性育成事業

　思春期は人間の一生の間で身体面及び精神面における発達の変化の大きい時期であり、この時期における問題及び対応が将来の結婚生活や健康に重大な影響を与えることにかんがみ、思春期の男女を対象とし、思春期に特有の医学的問題、性に関する不安や悩み等専門知識を有する医師、保健師、助産師等が個々のケースの相談に応じるとともに、母性保健知識の普及を行う。

⑦休日健診・相談等事業

　共働き家庭等は、平日に休みが取りにくいこと等により、健康診査・保健指導等を受けることが困難であることから、市区町村において、休日に乳幼児に対する健康診査及び保健指導又はその他の相談事業を実施する。

⑧乳幼児健診における育児支援強化事業

　育児不安等を抱えている母親等の増加、児童虐待が社会的な問題となっていることから、1歳6か月児健診などの場において①育児不安等の解消等の観点から子どもの健康育児に関する不安や悩みに対する相談機能の充実、②早期発見等の観点から集団指導の実施を図ることにより家庭における育児機能の強化及び地域における児童虐待の早期発見・早期対応のシステム構築を図るものである。

⑨虐待・いじめ対策事業

　小児科医等を活用して、虐待・いじめ等に関する問題について電話又は面接による相談を行うことにより虐待・いじめ等の早期発見・早期対応を図るものである。

⑩児童虐待防止市町村ネットワーク事業

　住民に身近な市区町村域において地域における保健・医療・福祉の行政機関、教育委員会、警察、弁護士、ボランティア団体等の関係機関・団体等から構成する児童虐待防止協議会を設置し、定期的に連絡会議等を開催する等地域における児童虐待防止と早期発見・早期対応を図るものである。

⑪ふれあい食体験事業

　食事を「つくる」、「たべる」、「人と交流する」という体験的活動の機会を提供することにより、乳幼児期からの健康な食習慣の定着を図るとともに豊かな人間性の形成や人間（家族）関係づくりといった心の健康育成に資することを目的とするものである。

⑸　食育の推進（24年度より地方交付税措置）

　※事業の内容は、次世代育成支援対策交付金に計上される以前の事業を参考に記述。

　子どもの健やかな食習慣を培い、豊かな人間性を育むため、食育推進連絡会を設置するなど保健センター、保育所、学校等関係機関の連携による取組を支援する。

⑹　子どもの事故予防強化事業（24年度より地方交付税措置）

　※事業の内容は、次世代育成支援対策交付金に計上された事業を参考に記述。

　子ども（特に乳幼児）の事故（お風呂場で溺死する事故、階段等から転落する事故など）の大部分については、予防可能なことから、親に対する意識啓発を行うことで、子どもの事故の予防強化を図るものである。

⑺　生涯を通じた女性の健康支援事業

　女性は、妊娠、出産等の固有の機能を有するだけでなく、女性特有の身体的特徴を有することにより、さまざまな支障や心身にわたる悩みを抱えている。このため、生活に密着した身近な機関において、女性がその健康状態に応じ的確に自己管理を行うことができるよう講演会や小冊子等を配布する健康教育事業、思春期から更年期に至る女性を対象として一般的な健康相談等を行う女性健康支援センター事業、不妊や不育症の課題に対応するため専門的知識を有する医師、助産師等が相談支援等を行う不妊専門相談センター事業を行っている。令和2年度には、若年妊婦等の支援のために、女性健康支援センターやNPO等による、SNSやアウトリーチによる相談支援を実施する。

　また、 HTLV–1母子感染について、妊婦に対するHTLV–1抗体検査の適切な実施相談体制の充実、関係者の資質向上、普及啓発の実施等により、HTLV–1母子感染を防ぐ体制の整備を図り、地域におけるHTLV–1母子感染対策の推進を目的したHTLV–1母子感染普及啓発事業を行っている。

⑻　妊娠・出産包括支援事業

　近年、核家族化や地域のつながりの希薄化等により、地域において妊産婦の方やその家族の方を支える力が弱くなっており、より身近な場で妊産婦等を支える仕組みが必要である。

　このため、地域レベルでの結婚から妊娠・出産を経て子育て期に至るまでの切れ目のない支援の強化を図っていくことは重要であり、妊産婦の方等からの支援ニーズに応じて、母子保健や子育てに関する様々な悩みへの相談対応や、支援を実施している関係機関につなぐための「母子保健相談支援事業」、妊産婦の方の孤立感や育児不安の解消を図るため、助産師等の専門職又は子育て経験者等による相談支援等や多胎家庭への支援等を行う「産前・産後サポート事業」、出産直後に休養やケアが必要な産婦の方に対し、医療機関等の空きベッドの活用等により、心身のケアや育児のサポート等のきめ細かい支援や休養の機会を提供する「産後ケア事業」の３事業から成る「妊娠・出産包括支援モデル事業」を平成26年度から実施した。

　平成27年度には、このような取組を更に進める観点から、様々な機関が個々に行っている妊娠期から子育て期にわたるまでの支援について、ワンストップ拠点（子育て世代包括

支援センター）を立ち上げ、さらに、平成28年度には、同センターは母子保健法上に「母子健康包括支援センター」として位置づけられ、市町村での設置の努力義務等が法定化された。子育て世代包括支援センターにおいては、コーディネーターが全ての妊産婦等の状況を継続的に把握し、情報の一元化を図るといった取組を子ども・子育て支援法に基づく利用者支援事業により実施し、さらには、都道府県が人材育成のために研修を行う等、市町村を支援する事業を実施している。

　なお、産後ケア事業についても、同事業の法制化を内容とする母子保健法改正法が令和元年度に公布された。

5．医療援護

(1)　未熟児養育対策

　未熟児は、正常な新生児に比べ生理的に種々の未熟性があり、疾病にもかかりやすく、その死亡率も高いばかりでなく、心身の障害を残すことも多いため、生後すみやかに適切な措置を必要とする。このため、母子保健法では、出生時の体重が2,500ｇ未満の場合を低出生体重児としてとらえ、適正な養育が行われるよう指導するため、保護者は低体重児が生まれた場合はすみやかに市町村に届け出なければならないこととしている（表40）。この届出は、その緊急性から現在地主義（住民票に記載されている住所ではなく、生まれた場所）をとっており、また、届出の方法も口頭または電話などでもよいこととしている。

　届出を受けた市町村では、出生児の状況、家庭環境等により養育上必要があると認めら

表40　低出生体重児の割合の推移（平成7年〜令和元年）

	平成7年	12年	17年	22年	27年	28年	29年	30年	令和元年
総　　　　数	1,187,064	1,190,547	1,062,530	1,071,305	1,005,721	977,242	946,146	918,400	865,239
2,500g未満 %	89,112 7.5	102,888 8.6	101,272 9.5	103,049 9.6	95,208 9.5	92,102 9.4	89,360 9.4	86,269 9.4	81,462 9.4

（資料）厚生労働省「人口動態統計」

表41　未熟児に対する訪問指導（平成7年〜平成30年度）

	平成7年	12年度	17年度	22年度*	27年度	28年度	29年度	30年度
被訪問延人員	45,563	57,159	62,777	74,962	65,775	61,654	60,051	56,500

（注）　＊東日本大震災の影響により、岩手県の一部の市町村、宮城県のうち仙台市以外の保健所及び市町村、福島県の一部の市町村が含まれていない。

（資料）　平成7年は「保健所運営報告」（暦年）、平成17年度までは「地域保健・老人保健事業報告」（年度）、平成22年度からは「地域保健・健康増進事業報告」（年度）

表42　未熟児養育医療費給付状況（平成16年度～平成29年度）

出生時体重別未熟児養育医療給付実人員　　　　　　　　　（単位：人）

区　分	1,800 g 以下	1,801～ 2,000 g	2,001～ 2,300 g	2,301～ 2,500 g	2,501 g 以上	計
平成16年度	12,875	5,080	3,132	1,241	3,592	25,920
17年度	12,974	5,111	3,143	1,245	3,613	26,086
18年度	13,654	5,355	3,158	1,237	3,496	26,900
19年度	13,664	5,255	3,036	1,275	3,378	26,608
20年度	13,332	5,154	2,926	1,332	3,552	26,296
21年度	12,655	5,101	2,936	1,257	3,606	26,555
22年度	12,899	5,132	3,052	1,371	4,074	26,528
23年度	12,443	4,968	3,137	1,382	4,071	26,001
24年度	12,435	4,972	2,975	1,351	4,046	25,779
25年度	12,024	4,856	2,991	1,337	4,107	25,315
26年度	12,169	5,059	2,950	1,383	4,147	25,709
27年度	11,757	4,954	2,883	1,321	4,003	24,918
28年度	11,329	4,972	2,940	1,373	4,032	24,646
29年度	11,984	5,031	2,977	1,392	4,103	25,487

（資料）「母子保健衛生費補助金事業実績報告」

れる場合には、保健師等の職員をして家庭を訪問させ適切な養育の指導を行っている（表41）。

　また、出生時の体重がきわめて少ない（2,000 g以下）場合とか、体温が異常に低い場合、呼吸器系や消化器系などに異常がある場合、あるいは異常に強い黄疸のある場合など入院を必要とする未熟児に対しては、養育のための医療の給付が行われている（表42）。

　未熟児に対する医療の給付は、厚生労働大臣または都道府県知事等が指定した病院もしくは診療所（指定養育医療機関という）に委託して行われるが、この医療の給付には、入院に要する費用が対象になっている。

⑵　療育の給付

　結核は、一般に長期間の療養を必要とするが、特に児童の場合には医療だけではなく、入院中の教育や生活指導等についても適切な措置を講ずる必要がある。このため、長期の療養を必要とする結核児童を厚生労働大臣または都道府県知事が指定する病院に入院させ、適正な医療を行うとともに、併せて学校教育を受けさせ、これに必要な学習用品を支給している。また、入院中の療養生活についても指導が行われており、療養生活に必要な物品が支給されている。

　指定される病院（指定療育機関）は、小児専用の結核病棟または病室（収容定員が概ね20人以上）を有し、入院した児童の生活上の指導が行われ、義務教育を受けることができるよう養護学校もしくは特殊学級が近くに設置されているか教員の派遣が行われる病院でなければならないこととなっている。

⑶ 代謝異常児特殊ミルク供給事業

代謝異常児特殊ミルク供給事業は、昭和52年に発足した新生児マス・スクリーニングで発見されてくる先天性代謝異常症等の治療に必要な特殊調合をしたミルク（特殊ミルク）を安定供給するとともに、品質の管理及び改良並びに必要な情報の提供を行うものである。

⑷ 妊娠高血圧症候群（妊娠中毒症）等の療養援護

妊娠高血圧症候群（妊娠中毒症）や糖尿病等妊娠中の疾病は、妊産婦死亡や周産期死亡の原因となるばかりでなく、胎児の発育を妨げ未熟児や心身障害の発生原因になるなど出生児に対する影響も著しく、また、分娩後も産婦に後遺症を残すことがあるので、早期に適切な医療を施すことが必要である。

このため、妊娠高血圧症候群等に罹患している妊産婦に対して保健師等の家庭訪問による保健指導や生活指導を行うほか、入院して治療する必要のある低所得世帯に属する妊産婦に対しては早期に適切な医療が受けられるよう療養のための援護を行い、重症化を防ぐことにより、妊産婦の死亡や後遺症を防ぎ、また、未熟児や心身障害の予防を図っている。

6．その他

⑴ 母子健康センター

わが国の母子保健事業は、戦後、児童福祉行政の一環として、保健所を中心として、妊産婦・乳幼児の健康診査、保健指導が行われてきたが、母子保健事業が本来きわめてきめ細かな行政であるため、保健所活動だけでは十分カバーすることが次第に困難となってきた。しかも、保健所から遠隔地にあり、また医療機関や助産施設にも恵まれない農山漁村地域では、都市部に比べ、妊産婦死亡率や乳幼児死亡率がきわめて高く、施設内分娩率も低い状態にあった。このため、昭和33年から、これらの市町村において、妊産婦・乳幼児の保健指導と助産を行うための施設として母子健康センターが設置されるようになり、市区町村の母子保健事業の拠点として、妊産婦・乳幼児の健康管理（健康診査と保健指導）、衛生教育（母親学級、婚前学級など）、家族計画指導（相談）、助産事業（医療法による助産所）などが行われてきた。

母子健康センター設置当初は、施設内分娩の普及が最大の目標であったが、最近では医療機関も整備され、施設内分娩もほぼ100%に達し、従来の分娩を中心とした母子保健事業からいわゆる小型の母子専門保健所とでもいうべき性格が要望され、都市部においてもその設置の必要が叫ばれてきた。このため、昭和49年度から助産事業を行わない保健指導部門のみの母子健康センターが都市部においても設置されるようになり、市区町村の母子保

健活動の拠点として整備が進められている。

　さらに、昭和53年度からは、地域住民が気軽に健康相談、健康教育、健康診査等を受けることができるよう市区町村に保健センターが設置されることとなり、保健所や母子健康センターとともに地域保健の向上のためのサービス体制の整備が図られることとなった。

　なお、母子健康センターについては、平成28年の法改正による名称及び事業の見直しにより、「母子健康包括支援センター」として位置づけられ、市町村での設置の努力義務等が法定化された。

⑵　母子保健要員研修等事業

　母子保健医療に携わる医師、保健師、助産師、看護師、栄養士、検査技術者、子どもの心の診療医が最新の医学、技術を体得するための研修及び発達障害の早期支援のための研修を実施するとともに、国際的専門情報の収集、検索、提供及び「母子保健情報誌」等の編集、発行事業を行う。

⑶　不妊に悩む方への特定治療支援事業

　不妊治療の経済的負担の軽減を図るため、医療保険が適用されず高額の医療費がかかる体外受精及び顕微授精について、夫婦間の不妊治療に要する費用の一部を助成する（令和４年４月から保険適用予定）。

⑷　不育症検査費用助成事業

　令和3年度から、不育症の方への経済的支援のため、要件に該当する不育症検査の費用について、5万円を上限に助成を行う事業を実施する。

⑸　産婦健康診査事業

　平成29年度から、産後うつの予防や新生児への虐待予防等を図るため、産後２週間、産後１か月など出産後間もない時期の産婦に対する健康診査（母体の身体的機能の回復、授乳状況及び精神状態の把握等）に係る費用を助成することにより、産後の初期段階における母子に対する支援を強化し、妊娠期から子育て期にわたる切れ目のない支援体制を整備することを目的として本事業を実施している。

⑹　子どもの心の診療ネットワーク事業

　様々な子どもの心の問題、被虐待児の心のケアや発達障害に対応するため、都道府県及び指定都市における拠点病院を中核とし、各医療機関や保健福祉関係機関等と連携した支援体制の構築を図るとともに、災害時の子どもの心の支援体制づくりを実施する。

⑺　児童虐待防止医療ネットワーク事業

　都道府県、指定都市の小児患者に対応する中核的な病院（拠点病院）に児童虐待専門コーディネーターを配置し、地域の医療機関に対する研修、助言等を行い、地域の児童虐待

対応体制の整備を図る。

⑻　新生児聴覚検査体制整備事業

　聴覚障害は早期に発見され適切な支援が行われた場合には、聴覚障害による音声言語発達等への影響が最小限に抑えられる。このため、聴覚障害の早期発見・早期療育が図られるよう、新生児聴覚検査に係る協議会の設置や、研修会の実施、普及啓発等により、都道府県における推進体制を整備する。

　令和2年度では、検査結果の情報集約、難聴と診断された子を持つ親等への相談支援などの管理等事業等を拡充し、都道府県における推進体制の充実を図っている。

⑼　子どもの死因究明体制整備モデル事業

　子どもの死因究明について、制度化に向け、関係機関による連絡調整、子どもの死因究明にかるデータ収集及び整理、有識者や多機関による検証並びに検証結果を踏まえた政策提言を行うための都道府県等における実施体制を検討するモデル事業を試行的に実施する。

⑽　厚生労働科学研究（成育疾患克服等次世代育成基盤研究）

　乳幼児の疾患の克服と障害の予防、母性及び乳幼児の健康の保持増進並びに児童家庭福祉の向上に資することを目的とする研究について、公募により研究課題を決定しているものである。令和2年度の採択課題は表43のとおりである。

表43　令和2年度厚生労働科学研究費補助金等（成育疾患克服等次世代育成基盤研究事業）採択課題一覧

研　　究　　課　　題	研究代表者名	所　　属
産婦死亡に関する情報の管理体制の構築及び予防介入の展開に向けた研究	池田　智明	三重大学
「不妊に悩む方への特定治療支援事業」のあり方に関する医療政策的研究	前田　恵理	秋田大学
社会的ハイリスク妊婦の把握と切れ目のない支援のための保健・医療連携システム構築に関する研究	光田　信明	大阪母子医療センター
身体的・精神的・社会的（biopsychosocial)に健やかな子どもの発育を促すための切れ目のない保健・医療体制提供のための研究	岡　　明	東京大学
妊娠初期の感染性疾患スクリーニングが母子の長期健康保持増進に及ぼす影響に関する研究	宮城　悦子	横浜市立大学
配偶子凍結および胚凍結を利用する生殖医療技術の安全性と情報提供体制の拡充に関する研究	苛原　稔	徳島大学
新たなソーシャルキャピタルを醸成しつつ母子の健康向上に寄与する情報発信手法の開発	上田　豊	大阪大学
母子保健情報と学校保健情報を連係した情報の活用に向けた研究	栗山　進一	東北大学
わが国の至適なチャイルド・デス・レビュー制度を確立するための研究	沼口　敦	名古屋大学

母子保健情報を活用した「健やか親子２１(第２次)」の推進に向けた研究	山縣然太朗	山梨大学
医学的適応による生殖機能維持の支援と普及に向けた総合的研究	大須賀　穣	東京大学
乳幼児の身体発育及び健康度に関する調査実施手法及び評価に関する研究	横山　徹爾	国立保健医療科学院
児童福祉施設における栄養管理のための研究	村山　伸子	新潟県立大学
災害に対応した母子保健サービス向上のための研究	小枝　達也	国立成育医療研究センター

新規課題

思春期レジリエンス向上に有用な介入プログラムの大規模実証研究	岡田　直大	国立大学法人東京大学
わが国における父親の子育て支援を推進するための科学的根拠の提示と支援プログラムの提案に関する研究	竹原　健二	国立研究開発法人国立成育医療研究センター
子どもの傷害情報の解析に基づいた外傷と傷害予防のための研究	植松　悟子	研究開発法人国立成育医療研究センター
予測不能な乳児突然死 (SUID) 原因検索プロトコルと制度整備に基づく診断精度向上と実態把握、ならびに睡眠環境因子を含めたSUID/SIDS予防策提言とCDR連携のための研究	清水　直樹	聖マリアンナ医科大学
母子健康手帳のグローバルな視点を加味した再評価と切れ目のない母子保健サービスに係る研究	中村　安秀	甲南女子大学
生涯を通じた健康の実現に向けた「人生最初の1000日」のための、妊娠前から出産後の女性に対する栄養・健康に関する知識の普及と行動変容のための研究	荒田　尚子	国立研究開発法人国立成育医療研究センター病院
HTLV-1母子感染対策および支援体制の課題の検討と対策に関する研究	内丸　薫	東京大学
ドナーミルクを安定供給できる母乳バンクを整備するための研究	水野　克己	昭和大学
特定妊婦に対する支援の均てん化に向けたアセスメントツール及び多職種連携地域支援プログラムの開発と社会実装についての研究	立花　良之	国立研究開発法人国立成育医療研究センター
出生前検査に関する妊産婦等の意識調査や支援体制構築のための研究	白土なほ子	昭和大学医学部産婦人科学講座
都道府県や県型保健所による子育て世代包括支援センターの機能強化支援のための研究	佐藤　拓代	大阪母子医療センター
幼児期の健やかな発育のための栄養・食生活支援に向けた効果的な展開のための研究	衞藤　久美	女子栄養大学
出生前診断の提供等に係る体制の構築に関する研究	小西　郁生	京都医療センター

V. 参　考

1.　母子保健法の概要

(1)　法律制定の趣旨

　かつて、わが国の母子保健施策は、主として児童福祉法に基づいて行われてきたが、母子保健は、国民保健の維持向上のための基礎としてきわめて重要であるにもかかわらず、児童福祉行政の一部分として取り扱われることから、母子保健に関する諸施策の総合的、体系的整備が十分行われないという欠点があった。

　また、母子保健施策は、保健所において行われ一応の成果をあげていたものの、妊産婦・乳幼児死亡率などが諸外国に比し高率であったこと、地域の格差が大きいことなど、改善を要する課題が残されていた。特に健全な児童の出生及び育成の基盤となるべき母性の保健については、その対策が不備であった。

　このような事情にかんがみ、母子保健の向上に関する対策を強力に推進するため、児童福祉施策の一部であった母子保健施策を、母子保健の理念に基づき、総合的、体系的に整備した母子保健法が昭和40年8月法律第141号をもって制定公布された。

(2)　総　　則

①母子保健の理念（第1条～第4条）

　母性は、児童の健全な出生と育成の基盤として尊重され、保護される権利を有することを宣明するとともに、乳幼児の健康が保持され、かつ、増進されるべきことを明確にし、さらに、母性及び乳幼児の保護者は、自ら進んで母子保健に関する知識の習得並びに母性及び乳幼児の健康の保持増進に努めるべきことを定め、従来、明確にされていなかった母子保健の理念を法律上規定したものである。

②母子保健の向上のための責務（第5条）

　国及び地方公共団体は、母性及び乳幼児の健康の保持増進に努めるとともに、母子保健に関する施策を講ずるにあたっては、母子保健の理念を具現されるように配慮しなければならないこととされている。

③都道府県の援助等（第8条～第8条の3）

　都道府県は、この法律の規定により市町村が行う母子保健に関する事業の実施に関し、市町村相互間の連絡調整を行い、及び市町村の求めに応じ、その設置する保健所による技

術的事項についての指導、助言その他当該市町村に対する必要な技術的援助を行うものと
している。また、市町村は、母子保健事業の一部について、病院若しくは診療所又は医師、
助産師その他適当と認められる者に対し、その実施を委託することができるものとしてい
る。さらに、都道府県及び市町村は、母子保健事業の実施にあたっては、学校保健法、児
童福祉法その他の法令に基づく母性及び児童の保健及び福祉に関する事業との連携等に努
めなければならないものとしている。

(3)　母子保健の向上に関する措置

①知識の普及（第9条）

正しい妊娠、出産を促し、妊娠、出産、育児等に伴いがちな母子の心身の異常の発生を
極力減少させるため婚前指導や母親学級、青年会や婦人会を通じて受胎調節、母子栄養、
妊産婦・乳幼児の保健、その疾病予防、日常生活習慣等について、都道府県及び市町村が、
妊産婦、乳幼児の保護者に対して正しい知識の普及を図ることを規定している。

②保健指導（第10条）

保健指導は、母子保健の基本的対策の一つであり、特に妊婦への適切な指導は妊娠高血
圧症候群（妊娠中毒症）や未熟児出生等の減少のために重要であることから、市町村は、
妊産婦若しくはその配偶者又は乳幼児の保護者に対して妊娠、出産、育児に関する必要な
保健指導を行い、医師、保健師、助産師について保健指導を受けることを勧奨しなければ
ならない。

③新生児訪問指導（第11条）

新生児は抵抗力が弱いため、いろいろの疾病や事故にかかりやすく、しかも些細な事故
に思わぬ事態を招きがちで育児上最も注意を要する時期である。

したがって、この期間中の新生児を養育する保護者は、発育、栄養、生活環境、疾病予
防等に常に慎重かつ適切でなければならない。

このため、市町村は、育児上必要があると認めたときは、医師、保健師、助産師等によ
る訪問指導を行うものとする。

④健康診査（第12条、施行規則第2条）

健康診査は、幼児期という身体発育及び精神発達の面から最も重要な時期において、医
師、歯科医師、心理判定員などによる総合的な健康診査を実施し、その結果に基づいて適
切な指導及び措置を行うものであり、1歳6か月児健康診査及び3歳児健康診査の2種類
がある。

市町村は、毎年、児童相談所、市町村等、関係諸機関及び児童委員、推進員などの協力
を得て円滑な運営を図るため、対象児の把握、実施時期及び実施場所の選定など地域の実

情を考慮して実施しなければならない。

⑤妊産婦、乳幼児健康診査（第13条）

妊産婦及び乳幼児の予防措置として、身体の異常の有無を早期に発見し、必要に応じて適切な指導を行う必要があることから、従来から保健所で実施している。特に妊婦の保健管理は、安全な分娩と健康な子の出生の基礎的条件であること、また、乳児については、異常を早期に発見し、早期に適切な措置を講ずることが肝要であることから、昭和44年度から医療機関による委託健診が実施されている。

なお、昭和48年度から、対象を低所得世帯から全妊婦、全乳児に拡大するとともに、新たに乳児一般健康診査を加えて実施することになった。

また、妊婦健康診査が、子ども・子育て支援法（平成24年法律第65号）の地域子ども・子育て支援事業（市町村が市町村子ども・子育て支援事業計画に沿って義務として行うこととなる事業）の一つに位置づけられたことに伴い、厚生労働大臣は、妊婦健康診査についての望ましい基準を定めることとされた。

⑥栄養の摂取に関する援助（第14条）

妊産婦及び乳幼児の保健のためには、つねに十分な栄養を摂取することがきわめて重要である。特に、貧血等栄養欠陥に起因すると思われる有症者も多いことから、本条において、市町村が栄養の摂取につき、必要な援助をするよう努力すべきであることを規定し、昭和40年度から妊産婦、乳幼児に対して必要な栄養食品の支給を行っている。

⑦妊娠の届出及び母子健康手帳の交付（第15条、第16条、施行規則第3条、第7条）

母子保健の施策を効果的に進めるためには、妊娠している者を的確に把握することがきわめて重要であることから、妊娠の届出を早期に市町村長に行うようにすべきことを規定したものであり、この届出に基づき母子健康手帳が交付される。

母子健康手帳は、妊娠、出産、育児に関する一貫した記録帳であるとともに、予防接種済証に代えられるものであり、きわめて大切なものである。

⑧妊産婦の訪問指導及び医療の援護（第17条）

法第13条の健康診査に基づき必要に応じて訪問指導を行い、また、出産に重大な支障を及ぼす疾病にかかっている疑いのあるものについて医師の診療を受けるよう勧奨することを規定している。昭和39年度から妊娠高血圧症候群（妊娠中毒症）、昭和43年度から糖尿病、昭和52年度から貧血、産科出血及び心疾患にかかっている妊産婦について適正な医療を早期に受けられるようそれぞれ療養の援護を行っている。

⑨低体重児の届出、未熟児の訪問指導及び養育医療の給付（第18条、第19条、第20条、同施行規則第9条、第14条）

　低体重児は未熟児である可能性が高いことから、法第18条では体重2,500ｇ未満の低体重児について保護者に届出の義務を課し、未熟児対策の万全を期したものである。

　訪問指導は、未熟児の体重、症状、家庭環境等を考慮し、必要な訪問指導等を行っている。未熟児は正常な新生児に比べて疾病にもかかりやすく、その死亡率はきわめて高いので、出生後すみやかに適切な処置をとる必要がある。このため、病院等における養育を必要とする未熟児に対し、その養育に必要な医療の給付を行っている。

⑩健康診査に関する情報の提供の求め（第19条の２、施行規則第８条、第８条の２）

　健診対象者が転居した場合でも、転居先の自治体へ確実に引き継ぐことで、適切な健診等の実施に資するよう、市町村が、健診対象者が過去に居住していた市町村に対し、乳幼児健診の情報（受診の有無等）の提供を求めることができること等を規定している。

⑪医療施設の整備（第20条の２）

　国及び地方公共団体は、妊産婦、乳幼児の心身の特性に応じた高度の医療が適切に提供されるよう、必要な医療施設の整備に努めなければならないとされている。

⑫母子健康包括支援センター（第22条）

　母子保健の向上及び増進を図るため、母性及び乳幼児の保健指導、栄養指導、家族計画指導等を行うとともに、助産を行う母子保健施設として母子健康包括支援センターを設置する努力を市町村に課したものである。

２．男女雇用機会均等法の概要（母性健康管理）

○妊娠中及び出産後の健康管理に関する措置

⑴　事業主は、厚生労働省令で定めるところにより、その雇用する女性労働者が母子保健法の規定による保健指導又は健康診査を受けるために必要な時間を確保することができるようにしなければならない（第12条関係）。

⑵　事業主は、その雇用する女性労働者が前条の保健指導又は健康診査に基づく指導事項を守ることができるようにするため、勤務時間の変更、勤務の軽減等必要な措置を講じなければならない（第13条関係）。

3．労働基準法の概要（女性）

(1)　妊産婦に係る危険有害業務の就業制限（第64条の３関係）

　　使用者は、妊娠中の女性及び産後１年を経過しない女性（妊産婦）を、重量物を取り扱う業務、有害ガスを発散する場所における業務その他妊産婦の妊娠、出産、哺育等に有害な業務に就かせてはならない。

(2)　産前産後（第65条、66条関係）

　①　使用者は、６週間（多胎妊娠の場合にあっては14週間）以内に出産する予定の女性が休業を請求した場合においては、その者を就業させてはならない。

　②　使用者は、産後８週間を経過しない女性を就業させてはならない。ただし、産後６週間を経過した女性が請求した場合において、その者について医師が支障がないと認めた業務に就かせることは差し支えない。

　③　使用者は、妊娠中の女性が請求した場合においては、他の軽易な業務に転換させなければならない。

　④　使用者は、妊産婦が請求した場合においては、時間外労働、休日労働、深夜業に就業させてはならない。

(3)　育児時間（第67条関係）

　　生後満１年に達しない生児を育てる女性は、１日２回各々少なくとも30分、その生児を育てるための時間を請求することができる。

4．育児・介護休業法の概要

⑴　育児休業制度（第2条、5条〜9条関係）

　　労働者は、その事業主に申し出ることにより、子が1歳に達するまでの間（保育所に入所できない等の場合には子が1歳6か月に達するまでの間）、父親、母親のいずれでも育児休業を取得することができる（一定の要件を満たした有期契約労働者も対象）。

　　（出産後8週間以内の父親等の育児休業に関する特例）

　　配偶者の出産後8週間以内の期間内にされた最初の育児休業については、特別な事情がなくとも、再度の取得が可能。

　　（パパ・ママ育休プラス）

　　父母がともに育児休業を取得する場合は取得可能期間が延長され、子が1歳2か月に達するまでの間に父母それぞれ1年間まで育児休業を取得できる。

　　（育児休業の申出）

　　育児休業の申出は、育児休業申出書を事業主に提出して行う（事業主が適当と認める場合には、ファックスや電子メール等でも申出が可能）。労働者からの育児休業申出に対して、事業主は休業開始予定日及び休業終了予定日等を労働者に通知（書面、ファックス、電子メール等による）しなければならない。

⑵　介護休業制度（第2条、11条〜15条関係）

　　労働者は、その事業主に申し出ることにより、要介護状態にある対象家族〔配偶者、父母及び子（これらの者に準ずる者を含む）、配偶者の父母〕1人につき、常時介護を必要とする状態ごとに1回、通算して93日まで、介護休業をすることができる（一定の要件を満たした有期契約労働者も対象）。

⑶　子の看護休暇制度（第16条の2・3関係）

　　小学校入学までの子を養育する労働者は、その事業主に申し出ることにより、小学校就学前の子が1人であれば年に5日まで、2人以上であれば年10日まで、病気・けがをした子の看護、予防接種及び健康診断のために、休暇を取得することができる。

⑷　介護休暇制度（第16条の5・6関係）

　　要介護状態にある対象家族の介護を行う労働者は、その事業主に申し出ることにより、要介護状態にある対象家族が1人であれば年5日まで、2人以上であれば年10日まで、介護のために、休暇を取得することができる。

⑸　短時間勤務等の措置（第23条関係）

　　事業主は、3歳に満たない子を養育する労働者について、労働者が希望すれば利用できる短時間勤務制度（1日原則6時間）を設けなければならない。

　　事業主は、常時介護を必要とする状態にある対象家族の介護を行う労働者で介護休業をしていないものについて、次のいずれかの措置を講じなければならない。

　　短時間勤務制度、フレックスタイム制、始業・終業時刻の繰下げ、繰上げ、介護費用の援助措置等

⑹　所定外労働の免除（第16条の8関係）

　　事業主は、3歳に満たない子を養育する労働者が請求した場合は、所定労働時間を超えて労働させてはならない。

⑺　時間外労働の制限（第17条、18条関係）

　　事業主は、小学校入学までの子を養育し、又は常時介護を必要とする状態にある対象家族の介護を行う労働者が請求した場合は、1か月24時間、1年150時間を超えて労働時間を延長してはならない。

⑻　深夜業の制限（第19条、20条関係）

　　事業主は、小学校入学までの子を養育し、又は常時介護を必要とする状態にある対象家族の介護を行う労働者が請求した場合は、深夜において労働させてはならない。

⑼　不利益取扱いの禁止（第10条、16条、16条の4、16条の7、16条の9、18条の2、20条の2、23条の2関係）

　　事業主は、労働者が⑴～⑻の申出をしたこと等を理由として解雇その他不利益な取扱いをしてはならない。

⑽　転勤についての配慮（第26条関係）

　　事業主、労働者の転勤については、その育児又は介護の状況に配慮しなければならない。

5．母子保健関係法規と制度の関連

母子保健法……………………………母子保健全般

成育過程にある者及びその保護者
並びに妊産婦に対し必要な成育医
療等を切れ目なく提供するための
施策の総合的な推進に関する法律………成育医療等基本方針の作成

児童福祉法…………………………… { 児童福祉施設　助産施設
療育の給付
療育指導
児童福祉施設への入所措置

次世代育成支援対策推進法………………行動計画策定指針並びに地方公共団体及び事業主
の行動計画の策定
少子化社会対策基本法…………………母子保健医療体制の充実等
児童虐待の防止等に関する法律…………児童に対する虐待の禁止、国及び地方公共団体の
責務
障害者基本法……………………………障害者の自立と社会参加の促進
生活保護法………………………………出産扶助
健康保険法、国民健康保険法等…………出産育児一時金の支給
児童手当法………………………………児童手当の支給
地域保健法………………………………母子保健についての保健所の業務
戸　籍　法………………………………婚姻届、出生届
死産の届出に関する規程………………死　産
母体保護法……………………………… { 不妊手術
人工妊娠中絶
受胎調節実地指導員
刑　　　　法……………………………堕胎の罪
労働基準法……………………………… { 妊産婦に係る危険有害業務の就業制限
産前産後の休業
育児時間
育児・介護休業法………………………… { 育児休業の取得
就業しつつ子を養育することを容易にする措置
男女雇用機会均等法……………………妊娠中及び出産後の健康管理に関する措置
医　療　法………………………………病院、診療所、助産所
予防接種法………………………………乳幼児の予防接種
健康増進法………………………………健康指導等、特定給食施設等、特別用途表示及び
栄養表示基準
感染症の予防及び感染症の患者に対する医療に関する法律…結核健康診断、結核罹患児の医療
精神保健及び精神障害者福祉に関する法律…精神障害児（者）の医療、社会復帰
学校保健安全法…………………………就学時及び定期健康診断

〈参考〉「健やか親子21」（2001年〜2014年：第1次）について

Ⅰ　はじめに（「健やか親子21」の策定と経過など）

○「健やか親子21」は、21世紀の母子保健の主要な取組を提示するビジョンであり、関係者、関係機関・団体が一体となって、その達成に向けて取り組む国民運動計画として、「健康日本21」の一翼を担うものである。

○本計画は、平成13年から平成26年を計画期間として進め、平成17年と平成22年には、中間評価を行い、平成25年に最終評価を行った。

Ⅱ　第1次における「健やか親子21」の結果

1　全体の目標達成状況等の評価

○「健やか親子21」において設定された4つの主要課題ごとに設けた69指標（74項目）について、目標の達成状況や関連する施策の取組状況の評価などを行った。

＜4つの主要課題＞

①思春期の保健対策の強化と健康教育の推進

②妊娠・出産に関する安全性と快適さの確保と不妊への支援

③小児保健医療水準を維持・向上させるための環境整備

④子どもの心の安らかな発達の促進と育児不安の軽減

○69指標（74項目）について、策定時の数値と直近値とを比較して評価した結果は、下表の通り。全体の約8割で一定の改善が見られた。

評価区分（策定時※の値と直近値とを比較）		該当項目数（割合）
改善した	A　目標を達成した	20項目（27.0%）
	B　目標に達していないが改善した	40項目（54.1%）
C　変わらない		8項目（10.8%）
D　悪くなっている		2項目（2.7%）
E　評価できない		4項目（5.4%）

※中間評価時に設定された指標については、中間評価時の値との比較

【主なもの】

A：改善した（目標を達成した）

・十代の性感染症罹患率の減少　　　　　・産後うつ病疑い（EPDS9点以上）の割合の減少

・周産期死亡率の世界最高水準の維持　　・むし歯のない3歳児の割合80%以上　など

B：改善した（目標に達していないが改善した）

・十代の人工妊娠中絶実施率の減少　　　・妊産婦死亡率の減少

・妊娠中の喫煙率・育児期間中の両親の自宅での喫煙率の減少

C：変わらない

・休日・夜間の小児救急医療機関を知っている親の割合

・児童虐待による死亡数の減少　など

D：悪くなっている
　　　・十代の自殺率の減少　・全出生数中の極低出生体重児・低出生体重児の割合の減少
　E：評価できない
　　　・朝食を欠食する子どもの割合
　　　・法に基づき児童相談所等に報告があった被虐待児数の減少　など
2　取組状況の評価
○体制整備等の各種取組について、都道府県では高い実施率が認められた。また、市町村
　では、都道府県や政令市・特別区ほど取組の割合は高くなかったものの、中間評価以降、
　多くの取組でその割合が増加した。
○「健やか親子21」推進協議会について、参加団体が85団体に増えるとともに、各協議会
　が主催、共催した取組も増加した。特にリーフレットやパンフレットについては、累計
　で6,600万枚の媒体が配布されていた。
Ⅲ　次期計画に向けた今後の課題、及び提言
1　母子保健事業の推進のための課題
　地域間格差の解消に向けた国・都道府県・市町村の役割の明確化を提言。
　(1)母子保健に関する計画策定や取組・実施体制等に地方公共団体間の格差があること
　(2)新たな課題の出現等による「母子保健」関係業務の複雑化
　(3)母子保健事業の推進のための情報の利活用の状況について
　　　①健康診査の内容や手技が標準化されていないこと
　　　②情報の利活用が不十分なこと
2　各指標の分析から見えた課題
　(1)思春期保健対策の充実
　(2)周産期・小児救急・小児在宅医療の充実
　(3)母子保健事業間の有機的な連携体制の強化
　(4)安心した育児と子どもの健やかな成長を支える地域の支援体制づくり
　(5)「育てにくさ」を感じる親に寄り添う支援
　(6)児童虐待防止対策の更なる充実
3　国民運動計画としての更なる周知広報の実施
　更なる推進の取組の充実を図るため、周知広報の実施を図るとともに、関係団体の活性
化を提言。

「健やか親子21」におけるこれまでの指標の推移、及び総合評価

（平成25年11月作成）

課題１　思春期の保健対策の強化と健康教育の推進					
指　標	目　標	策定時の現状値	第1回中間評価	第2回中間評価	最終評価	総合評価
【保健水準の指標】 1-1　十代の自殺率 　　　10～14歳 　　　15～19歳	減少傾向へ	*1（00）（人口10万対） 1.1（男1.7／女0.5） 6.4（男8.8／女3.8）	*1（04）（人口10万対） 0.8（男0.9／女0.8） 7.5（男9.1／女5.7）	*1（08）（人口10万対） 1.0（男1.3／女0.6） 8.3（男9.8／女6.8）	*1（12）（人口10万対） 1.3（男1.8／女0.7） 8.5（男11.3／女5.6）	悪くなっている
1-2　十代の人工妊娠中絶実施率	6.5	*2（00）（人口千対） 12.1	*12（04）（人口千対） 10.5	*12（08）（人口千対） 7.6	*12（11）（人口千対） 7.1	改善した（目標に達していないが改善した）
1-3　十代の性感染症罹患率 　①性器クラミジア 　②淋菌感染症 　③尖圭コンジローマ 　④性器ヘルペス	減少傾向へ	*19（00） ・定点医療機関（897か所）による件数 ・（　）内定点1か所あたりの件数 5,697件（6.35） 1,668件（1.86） 657件（0.73） 475件（0.53）	*19（03） ・定点報告（920か所）による件数 ・（　）内定点1か所あたりの件数 6,198件（6.79） 2,189件（2.40） 746件（0.82） 563件（0.62）	*19（08） ・定点報告（968か所）による件数 ・（　）内定点1か所あたりの件数 3,322件（3.43） 906件（0.94） 422件（0.44） 485件（0.50）	*19（12） ・定点報告（968か所）による件数 ・（　）内定点1か所あたりの件数 2,832件（2.92） 800件（0.82） 323件（0.33） 343件（0.35）	改善した（達成した）
1-4　15歳の女性の思春期やせ症（神経性食欲不振症）の発生頻度 思春期やせ症中学1年～高校3年 （参考）不健康やせ　　中学3年 　　　　　　　　　　高校3年	減少傾向へ	*3（02） 2.3% 5.5% 13.4%	*3（05） 1.0% 7.6% 16.5%	*3（09） 1.0% 19.5% 21.5%	*3（13） 1.5% 19.6% 20.5%	改善した（達成した）
1-5　児童・生徒における肥満児の割合	減少傾向へ		*20（04）日比式により算出 10.4%	*20（08）日比式により算出 9.6%	*20（12）日比式により算出 8.5%	改善した（達成した）
【住民自らの行動の指標】 1-6　薬物乱用の有害性について正確に知っている小・中・高校生の割合 　　　小学6年男子 　　　　　　女子 　　　中学3年男子 　　　　　　女子 　　　高校3年男子 　　　　　　女子	100%	*4（00） 急性中毒／依存症 53.3%／73.1% 56.2%／78.0% 62.3%／82.5% 69.1%／90.6% 70.9%／87.1% 73.0%／94.0%	*4（05） 急性中毒／依存症 70.9%／87.1% 77.1%／91.2% 69.2%／84.6% 74.8%／91.7% 67.9%／78.6% 73.5%／89.3%	調査未実施	*4（12） 急性中毒／依存症 74.1%／85.7% 76.4%／90.3% 81.4%／92.4% 88.3%／96.8% 83.4%／92.1% 90.0%／96.6%	改善した（目標に達していないが改善した）
1-7　十代の喫煙率 　　　中学1年男子 　　　　　　女子 　　　高校3年男子 　　　　　　女子	なくす	*3（96） 7.5% 3.8% 36.9% 15.6%	*3（04） 3.2% 2.4% 21.7% 9.7%	*3（08） 1.5% 1.1% 12.8% 5.3%	*3（10） 1.6% 0.9% 8.6% 3.8%	改善した（目標に達していないが改善した）
1-8　十代の飲酒率 　　　中学3年男子 　　　　　　女子 　　　高校3年男子 　　　　　　女子	なくす	*3（96） 26.0% 16.9% 53.1% 36.1%	*3（04） 16.7% 14.7% 38.4% 32.0%	*3（08） 9.1% 9.7% 27.1% 21.6%	*3（10） 8.0% 9.1% 21.0% 18.5%	改善した（目標に達していないが改善した）
1-9　性行動による性感染症等の身体的影響等について知識のある高校生の割合 ○性行動は相手の身体や心を傷つける可能性が高いと思う。 ○自分の身体を大切にしている。	増加傾向へ		調査未実施	*3（07） 男子／女子 63.9%／68.6% 66.6%／73.9%	*3（13） 男子／女子 65.0%／72.3% 67.5%／76.1%	改善した（目標を達成した）

指　　標	目　　標	策定時の現状値	第1回中間評価	第2回中間評価	最終評価	総合評価
【行政・関係団体等の取組の指標】 1-10　学校保健委員会を開催している学校の割合	100%	＊7（01） 72.2%	＊7（04） 79.3%	＊7（08） 85.7%	＊7（12） 91.6%	改善した（目標に達していないが改善した）
1-11　外部機関と連携した薬物乱用防止教育等を実施している中学校・高校の割合 中学校 高等学校	100%	＊4（00） 警察職員／麻薬取締官等 33.8%／0.1% 32.7%／4.0%	＊4（05） 警察職員／麻薬取締官等 77.3%／2.0% 74.5%／6.4%	調査未実施	＊4（05） 警察職員／麻薬取締官等 55.6%／4.1% 66.0%／3.6%	改善した（目標に達していないが改善した）
1-12　スクールカウンセラーを配置している中学校（一定の規模以上）の割合	100%	＊7（01） （3学級以上の公立中学校） 22.5%	＊7（04） （3学級以上の公立中学校） 47.3%	＊7（08） （1学級以上の公立中学校） 84.3%	＊7（11） （1学級以上の公立中学校） 83.2%	改善した（目標に達していないが改善した）
1-13　思春期外来（精神保健福祉センターの窓口を含む）の数	増加傾向へ	＊3（01） 523か所	＊10（05） ・精神保健福祉センターあるいは保健所が把握している思春期相談ができる医療機関数 1,374か所	＊10（09） ・精神保健福祉センターあるいは保健所が把握している思春期相談ができる医療機関数 1,746か所	＊10（13） ・精神保健福祉センターあるいは保健所が把握している思春期相談ができる医療機関数 1,359か所	変わらない
1-14　思春期保健対策に取り組んでいる地方公共団体の割合 都道府県 政令市・特別区 市町村	100%		＊10（05） 100% 90.9% 38.5%	＊10（09） 100% 90.6% 38.0%	＊10（13） 100% 83.9% 42.6%	改善した（目標に達していないが改善した）
1-15　食育の取組を推進している地方公共団体の割合（4-14再掲） ○食育における関係機関等のネットワークづくりの推進に取り組む都道府県の割合 ○保育所、学校、住民組織等関係機関の連携により取組を推進している市町村の割合	それぞれ100%		＊10（05） 87.2% 85.8%	＊10（09） 91.5% 89.7%	＊10（13） 93.6% 91.7%	改善した（目標に達していないが改善した）
1-16　朝食を欠食する子どもの割合 1〜6歳 7〜14歳 15〜19歳	なくす			＊5（08） 男子／女子 5.9%／6.0% 6.5%／5.0% 18.4%／10.0%	＊5（11） 男子／女子 9.0%／5.3% 5.9%／5.4% 8.7%／13.3%	評価できない

	課題2　妊娠・出産に関する安全性と快適さの確保と不妊への支援					
指　標	目　標	策定時の現状値	第1回中間評価	第2回中間評価	最終評価	総合評価
【保健水準の指標】 2-1　妊産婦死亡率	半減	＊1（00） 6.3（出産10万対） 78人	＊1（04） 4.3（出産10万対） 49人	＊1（08） 3.5（出産10万対） 39人	＊1（12） 4.0（出産10万対） 42人	改善した（目標に達していないが改善した）
2-2　妊娠・出産について満足している者の割合	100%	＊8（00） 84.4%			＊8（10） 92.0%	改善した（目標に達していないが改善した）
			＊3（05） 91.4%	＊3（09） 92.5%	＊3（13） 93.5%	
2-3　産後うつ病疑い（EPDS 9点以上）の割合	減少傾向へ	＊3（01） 13.4%	＊3（05） 12.8%	＊3（09） 10.3%	＊3（13） 9.0%	改善した（目標を達成した）
【住民自らの行動の指標】 2-4　妊娠11週以下での妊娠の届出率	100%	＊9（96） 62.6%	＊9（03） 66.2%	＊9（07） 72.1%	＊9（11） 90.0%	改善した（目標に達していないが改善した）
2-5　母性健康管理指導事項連絡カードを知っている就労している妊婦の割合	100%	＊3（00） 6.3%	＊3（05） 19.8%	＊3（09） 41.2%	＊3（13） 43.3%	改善した（目標に達していないが改善した）
【行政・関係団体等の取組の指標】 2-6　周産期医療ネットワークの整備	全都道府県	＊10（01） 14都府県	＊10（04） 29都府県	＊10（08） 45都道府県	＊10（11） 47都道府県	改善した（目標を達成した）
2-7　正常分娩緊急時対応のためのガイドラインの作成	作成→第2回中間評価以後は参考指標へ	＊3（01－02）	＊3（01-02） 「助産所における分娩の適応リスト」および「正常分娩急変時のガイドライン」作成→日本助産師会頒布、会員へ周知	＊3（08） 「助産所兼務ガイドライン2009年改定版」策定	「助産所業務ガイドライン2013」として改訂中（公益社団法人日本助産師会作成中）	改善した（目標を達成した）
2-8　産婦人科医・助産師数 　　　産婦人科医師数	増加傾向へ	＊11（00） 12,420人	＊11（04） 12,400人	＊11（08） 11,961人	＊11（10） 12,369人	変わらない
助産師数		＊12（00） 24,511人	＊12（02） 25,257人	＊12（08） 27,789人	＊12（12） 31,835人	改善した（目標を達成した）
2-9　不妊専門相談センターの整備	2005年までに全都道県	＊10（01） 18か所	＊10（04） 54か所	＊10（08） 60か所	＊10（12） 61か所	改善した（目標を達成した）
2-10　不妊治療を受ける際に、患者が専門家によるカウンセリングが受けられる割合	100%	＊3（01） 24.9%	＊3（04）	＊10（09）	＊3（13） （304/570施設の回答による暫定値）	改善した（目標に達していないが改善した）
不妊カウンセラー 　　　不妊コーディネーター			40.5% 35.3%	専従／兼任 15.3%／47.4% 11.8%／47.5%	57.2%（専従26.6%） 45.1%（専従23.0%）	
2-11　不妊治療における生殖補助医療技術の適応に関するガイドラインの作成	作成→第1回中間評価以後は参考指標へ	日本産科婦人科学会会告（00）「体外受精・胚移植」に関する見解及び「非配偶者間人工授精と精子提供」に関する見解	＊3（03） 厚生労働科学研究「配偶子・胚移植を含む生殖補助技術のシステム構築に関する研究報告書」	改訂などの動きなし	改定などの動きなし	改善した（目標を達成した）
2-12　出産後1か月時の母乳育児の割合（4-9再掲）	60%	＊13（00） 44.8%	＊6（05） 42.4%		＊13（10） 51.6%	改善した（目標に達していないが改善した）
			＊3（05） 47.2%	＊3（09） 48.3%	＊3（13） 47.5%	
【住民自らの行動の指標】 2-13　マタニティマークを利用して効果を感じた母親の割合	50%			＊3（09） 35.5%	＊3（13） 50.6%	改善した（目標を達成した）

93

課題3　小児保健医療水準を維持・向上させるための環境整備						
指　　標	目　　標	策定時の現状値	第1回中間評価	第2回中間評価	最終評価	総合評価
【保健水準の指標】 3-1　周産期死亡率 　　　　　　出産千対 　　　　　　出生千対	世界最高を維持	＊1（00） 5.8 3.8	＊1（04） 5.0 3.3	＊1（08） 4.3 2.9	＊1（12） 4.0 2.7	改善した（目標を達成した）
3-2　全出生数中の極低出生体重児の割合 　　　全出生数中の低出生体重児の割合	減少傾向へ	＊1（00） 0.7% 8.6%	＊1（04） 0.8% 9.4%	＊1（08） 0.8% 9.6%	＊1（12） 0.8% 9.6%	悪くなっている
3-3　新生児死亡率 　　　乳児（1歳未満）死亡率	世界最高を維持	＊1（00）（出生千対） 1.8 3.2	＊1（04）（出生千対） 1.5 2.8	＊1（08）（出生千対） 1.2 2.6	＊1（12）（出生千対） 1.0 2.2	改善した（目標を達成した）
3-4　乳児のSIDS死亡率	半減	＊1（00）（出生10万対） 26.6	＊1（04）（出生10万対） 19.3	＊1（08）（出生10万対） 14.0	＊1（12）（出生10万対） 13.9	改善した（目標に達していないが改善した）
3-5　幼児（1～4歳）死亡率	半減	＊1（00）（人口10万対） 30.6	＊1（04）（人口10万対） 25.3	＊1（08）（人口10万対） 22.3	＊1（12）（人口10万対） 20.9	改善した（目標に達していないが改善した）
3-6　不慮の事故による死亡率 　　　　　　　0歳 　　　　　1～4歳 　　　　　5～9歳 　　　　10～14歳 　　　　15～19歳 　　　　（0～19歳）	半減	＊1（00）（人口10万対） 18.2 6.6 4.0 2.6 14.2 （7.7）	＊1（04）（人口10万対） 13.4 6.1 3.5 2.5 10.6 （6.1）	＊1（08）（人口10万対） 13.2 3.8 2.2 1.9 7.7 （4.4）	＊1（12）（人口10万対） 9.0 2.9 1.9 1.6 5.7 （3.4）	改善した（目標を達成した）
3-7　むし歯のない3歳児の割合	80%以上		＊10（03） 68.7%	＊10（07） 74.1%	＊10（12） 81.0%	改善した（目標を達成した）
【住民自らの行動の指標】 3-8　妊娠中の喫煙率、育児期間中の両親の自宅での喫煙率 　　　　　　妊娠中 　　　　　育児期間中 　　　　　　妊娠中 　　　育児期間中（父親） 　　　育児期間中（母親）	なくす	＊13（00） 10.0% ＊18（01） 父親35.9%／母親12.2%	＊3（05） 7.8% 55.1% 15.4%	＊3（09） 5.0% 46.2% 10.8%	＊13（10） 5.0% ＊3（13） 3.8% 41.5% 8.1%	改善した（目標に達していないが改善した）
3-9　妊娠中の飲酒率	なくす	＊13（00） 18.1%	＊3（05） 16.1%	＊3（09） 7.7%	＊13（10） 8.7% ＊3（13） 4.3%	改善した（目標に達していないが改善した）
3-10　かかりつけの小児科医を持つ親の割合	100%	＊8（00） 81.7%（1～6歳児の親）	＊3（05） 3～4か月児／1～3歳児 57.3%／86.4%	＊3（09） 3～4か月児／1～3歳児 57.4%／84.2%	＊8（10） 93.7%（1～6歳の親） ＊3（13） 3～4か月児／1～3歳児 76.7%／87.9%	改善した（目標に達していないが改善した）
3-11　休日・夜間の小児救急医療機関を知っている親の割合	100%	＊3（01） 1歳6か月児/3歳児 86.6%/88.8%	＊3（05） 1歳6か月児/3歳児 87.8%/89.9%	＊3（09） 1歳6か月児/3歳児 84.2%/85.3%	＊3（13） 1歳6か月児/3歳児 87.0%/88.2%	変わらない
3-12　事故防止対策を実施している家庭の割合	100%	＊3（01） 1歳6か月児/3歳児 79.1%/72.8%	＊3（05） 1歳6か月児/3歳児 80.5%/74.7%	＊3（09） 1歳6か月児/3歳児 81.0%/78.1%	＊3（13） 1歳6か月児/3歳児 81.5%/79.5%	改善した（目標に達していないが改善した）
3-13　乳幼児のいる家庭で、風呂場のドアを乳幼児が自分で開けることができないよう工夫した家庭の割合	100%	＊3（01） 31.3%	＊3（05） 32.0%	＊3（09） 36.2%	＊3（13） 38.2%	改善した（目標に達していないが改善した）
3-14　心肺蘇生法を知っている親の割合	100%	＊3（01） 1歳6か月児/3歳児 19.8%/21.3%	＊3（05） 1歳6か月児/3歳児 15.3%/16.2%	＊3（09） 1歳6か月児/3歳児 17.0%/18.3%	＊3（13） 1歳6か月児/3歳児 20.6%/20.5%	改善した（目標に達していないが改善した）
3-15　乳児期にうつぶせ寝をさせている親の割合	なくす	＊3（01） 3.5%	＊3（05） 3～4か月　1.2% 1歳6か月　3.3% 3歳　　　2.4%	＊3（09） 3～4か月　0.7% 1歳6か月　2.5% 3歳　　　1.3%	＊3（13） 3～4か月　0.7% 1歳6か月　2.4% 3歳　　　1.3%	改善した（目標に達していないが改善した）

94

指　標	目　標	策定時の現状値	第1回中間評価	第2回中間評価	最終評価	総合評価
3-16　6か月までにBCG接種を終了している者の割合	95%を維持	＊8（00） 1歳までに接種した者の割合 86.6%	＊3（05） （参考値） 1歳までに接種した者の割合 92.3%	＊3（09） （参考値） 6か月までに接種した者の割合 （1歳までに接種した者の割合） 96.0%（99.0%）	＊8（10） 1歳までに接種した者の割合 99.1% ＊3（13） （参考値） 6か月までに接種した者の割合 （1歳までに接種した者の割合） 94.7%（98.5%）	改善した（目標を達した）
3-17　1歳6か月までに三種混合・麻しんの予防接種を終了している者の割合	95%	＊8（00） 三種混合/麻しん 87.5%/70.4%	＊3（05） 三種混合/麻しん 85.7%/85.4%	＊3（09） 三種混合/麻しん 92.7%/86.3%	＊8（10） 三種混合/麻しん 95.3%/89.3% ＊3（13） 三種混合/麻しん 94.7%/87.1%	改善した（目標に達していないが改善した）
【行政・関係団体等の取組の指標】 3-18　初期、二次、三次の小児救急医療体制が整備されている都道府県の割合	100%	＊3（01） 初期70.2% 二次12.8% 三次100%	＊10（04/05） 初期47.5% （政令市89.3% 市町村46.1%） 二次100% （都道府県単位の回答） 二次54.7% （221/404地区） ※分母は小児救急医療圏数 三次100%	＊10（09） 初期　55.3% （政令市92.9% 市町村53.4%） 二次100% （都道府県単位の回答） 二次74.2% （270/364地区） ※分母は小児救急医療圏数 三次100%	＊10（11/13） 初期　60.2% （政令市89.9% 市町村58.6%） 二次100% （都道府県単位の回答） 二次77.1% （276/358地区） ※分母は小児救急医療圏数 三次100%	改善した（目標に達していないが改善した）
3-19　事故防止対策を実施している市町村の割合 　　　3～4か月児健診 　　　1歳6か月児健診	100%	＊3（01） 32.6% 28.6%	＊10（05） 政令市・特別区 62.3% 市町村44.0% 政令市・特別区 54.5% 市町村37.2%	＊10（09） 政令市・特別区 67.6% 市町村45.7% 政令市・特別区 53.7% 市町村41.1%	＊10（13） 政令市・特別区 68.5% 市町村45.0% 政令市・特別区 51.2% 市町村39.9%	改善した（目標に達していないが改善した）
3-20　小児人口に対する小児科医・新生児科医師・児童精神科医師の割合 　　　小児科医 新生児科に勤務する医師 児童精神医学分野に取り組んでいる小児科医もしくは精神科医	増加傾向へ	（小児人口10万対） ＊11（00） 77.1 ＊3（01） 3.9（参考値） ＊21（01） 6.6	（小児人口10万対） ＊11（04） 83.5 ＊10（05） 6.5（参考値） ＊21（04） 8.1	（小児人口10万対） ＊11（08） 89.5 ＊10（08） 4.3 ＊21（09） 10.7	（小児人口10万対） ＊11（10） 95.1 ＊10（12） 7.0 ＊21（13） 11.9	改善した（目標を達成した）
3-21　院内学級・遊戯室を持つ小児病棟の割合 　　　院内学級 　　　遊戯室	100%	＊14（01） 30.1% 68.6%	＊10（05） 28.8%（374/1299） 46.1%（561/1218）	＊10（09） 31.0%（312/1005） 41.2%（380/922）	＊10（13） 37.8%（306/810） 43.3%（285/658）	改善した（目標に達していないが改善した）
3-22　患児に介護サービスを提供する訪問介護ステーションや患児を一時的に預かるレスパイトケアサービスを整備している政令市・特別区及び市町村の割合	100%	＊3（01） 16.7%	＊10（05） 14.1% （政令市・特別区 39.0%（30/77） 市町村13.3% （307/2312））	＊10（09） 17.3%（309/1790） （政令市・特別区 32.9%（28/85） 市町村16.5% （281/1705））	＊10（13） 22.6%（393/1738） （政令市・特別区 37.6%（35/93） 市町村21.8% （358/1645））	改善した（目標に達していないが改善した）

課題 4　子どもの心の安らかな発達の促進と育児不安の軽減

指　標	目　標	策定時の現状値	第1回中間評価	第2回中間評価	最終評価	総合評価
【保健水準の指標】 4-1　児童虐待による死亡数	減少傾向へ	＊15（00） ・児童虐待事件における被害児童数 44人	＊15（04） ・児童虐待事件における被害児童数 51人	＊15（08） ・児童虐待事件における被害児童数 45人	＊15（12） ・児童虐待事件における被害児童数 32人	変わらない
4-2　法に基づき児童相談所等に報告があった被虐待児数	増加を経て減少へ	＊16（00） ・児童相談所での相談対応件数 17,725件	＊16（04） ・児童相談所での相談対応件数 33,408件	＊16（07） ・児童相談所での相談処理件数 40,639件	＊16（13） ・児童相談所での相談対応件数 59,919件	評価できない
4-3　子育てに自信が持てない母親の割合		＊8（00） 27.4% 3〜4か月　12% 1歳6か月　18% 3歳　　　　21%	＊3（05） 3〜4か月　19.0% 1歳6か月　25.5% 3歳　　　　29.9%	＊3（09） 3〜4か月　17.6% 1歳6か月　24.9% 3歳　　　　20.0%	＊8（10） 23.0% ＊3（13） 3〜4か月　19.3% 1歳6か月　24.8% 3歳　　　　8.0%	変わらない
4-4　子どもを虐待していると思う親の割合		＊8（00） 18.1% 3〜4か月　　0% 1歳6か月　　5% 3歳　　　　10%	＊3（05） 3〜4か月　4.4% 1歳6か月　11.5% 3歳　　　　17.7%	＊3（09） 3〜4か月　3.7% 1歳6か月　9.5% 3歳　　　　14.1%	＊8（10） 10.7% ＊3（13） 3〜4か月　4.2% 1歳6か月　8.5% 3歳　　　　14.2%	改善した（目標に達していないが改善した）
4-5　ゆったりとした気分で子どもと過ごせる時間がある母親の割合		＊8（00） 68.0% 3〜4か月　82% 1歳6か月　74% 3歳　　　　62%	＊3（05） 3〜4か月　77.4% 1歳6か月　69.0% 3歳　　　　58.3%	＊3（09） 3〜4か月　76.9% 1歳6か月　66.8% 3歳　　　　56.5%	＊8（10） 75.8% ＊3（13） 3〜4か月　79.7% 1歳6か月　68.5% 3歳　　　　60.3%	変わらない
【住民自らの行動の指標】 4-6　育児について相談相手のいる母親の割合	増加傾向へ	＊8（00） 99.2% 3〜4か月　89.3% 1歳6か月　98.9% 3歳　　　　98.7%	＊3（05） 3〜4か月　89.3% 1歳6か月　98.9% 3歳　　　　98.7%	＊3（09） 3〜4か月　97.3% 1歳6か月　94.4% 3歳　　　　93.9%	＊8（10） 99.3% ＊3（13） 3〜4か月　97.6% 1歳6か月　95.9% 3歳　　　　95.4%	変わらない
4-7　育児に参加する父親の割合 　　　よくしている 　　　（時々している） 　　　よくやっている 　　　（時々やっている）	3〜4か月/1歳6か月/3歳 61%/55%/50% （41%/41%/43%）	＊8（00） 37.4% 45.4%	＊3（05） 3〜4か月/1歳6か月/3歳 50.3%/45.4%/39.8% （39.0%/40.4%/43.5%）	＊3（09） 3〜4か月/1歳6か月/3歳 55.0%/48.8%/43.3% （34.6%/36.6%/38.4%）	＊8（10） 42.8% 43.2% ＊3（13） 3〜4か月/1歳6か月/3歳 52.3%/46.6%/42.7% （37.0%/38.1%/39.2%）	改善した（目標に達していないが改善した）
4-8　子どもと一緒に遊ぶ父親の割合　　よく遊ぶ 　　　（時々遊ぶ） 　　　よく遊ぶ 　　　（時々遊ぶ）	3〜4か月/1歳6か月/3歳 67%/62%/54% 36%/38%/42%	＊8（00） 49.4% 41.4%	＊3（05） 3〜4か月/1歳6か月/3歳 61.2%/55.7%/48.1% （33.0%/37.6%/42.1%）	＊3（09） 3〜4か月/1歳6か月/3歳 61.7%/56.5%/49.2% （31.5%/33.2%/37.6%）	＊8（10） 58.0% 35.3% ＊3（13） 3〜4か月/1歳6か月/3歳 61.6%/58.2%/50.5% （30.5%/31.4%/35.6%）	改善した（目標に達していないが改善した）
4-9　出産後1か月時の母乳育児の割合（2-12再掲）	60%	＊13（00） 44.8%	＊6（05） 42.4% ＊3（05） 47.2%	＊3（09） 48.3%	＊13（10） 51.6% ＊3（13） 47.5%	改善した（目標に達していないが改善した）
【行政・関係団体等の取組の指標】 4-10　周産期医療施設から退院したハイリスク児へのフォロー体制が確立している保健所の割合	100%	＊3（01） 85.2% 二次医療圏の割合	＊10（05） 97.9%（413か所）都道府県保健所の割合 98.0% 二次医療圏の割合 83.1%（64か所） 45.8%（1,059か所）市町村の割合	＊10（09） 87.5%（344か所）都道府県保健所の割合 84.7%（72か所） 政令市・特別区の割合 59.0%（1,006か所）市町村の割合	＊10（13） 90.0%（334か所）都道府県保健所の割合 81.7%（76か所） 政令市・特別区の割合 67.5%（1,111か所）市町村の割合	改善した（目標に達していないが改善した）

指　標	目　標	策定時の現状値	第1回中間評価	第2回中間評価	最終評価	総合評価
4-11 乳幼児の健康診査に満足している者の割合	1歳6か月児 48% 3歳児 40%	＊8（00）30.5%（参考値）	＊3（05） 1歳6か月児 32.4% 3歳児 30.0% ※「信頼がおけて安心できた」の回答者割合	＊3（09） 1歳6か月児 87.3% 3歳児 85.8% ※「とても満足している」「満足している」の回答者割合 1歳6か月児 29.8% 3歳児 28.4% ※「信頼がおけて安心できた」の回答者割合	＊8（10）89.0%（参考値） ※「満足している」の回答者割合 41.1%（参考値） ※「信頼がおけて安心できた」の回答者割合 ＊3（13） 1歳6か月児 88.7% 3歳児 87.7% ※「とても満足している」「満足している」の回答者割合 1歳6か月児 1.9% 3歳児 7.8% ※「信頼がおけて安心できた」の回答者割合	評価できない
4-12 育児支援に重点をおいた乳幼児健康診査を行っている自治体の割合	100%	＊3（01）64.4%	＊10（05）89.3%（政令市・特別区 93.5% 市町村89.1%）	＊10（09）91.8%（政令市・特別区 92.9% 市町村91.8%）	＊10（13）90.3%（政令市・特別区 93.5% 市町村90.2%）	改善した（目標に達していないが改善した）
4-13 乳児健診未受診児など生後4か月までに全乳児の状況把握に取り組んでいる市町村の割合	100%		＊10（05）86.3%	＊10（09）93.6%（政令市・特別区 92.9% 市町村93.6%）	＊10（13）96.0%（政令市・特別区 91.4% 市町村96.2%）	改善した（目標に達していないが改善した）
4-14 食育の取組を推進している地方公共団体の割合（1-15再掲） 食育における関係機関等のネットワークづくりの推進に取り組む都道府県の割合 保育所、学校、住民組織等関係機関の連携により取組を推進している市町村の割合	それぞれ100%		＊10（05） 87.2% 85.8%	＊10（09） 91.5% 89.7%	＊10（13） 93.6% 91.7%	改善した（目標に達していないが改善した）
4-15 子どもの心の専門的な診察ができる医師がいる児童相談所の割合	100%		＊10（05）29.7%	＊10（09）常勤医師13.4% 兼任・嘱託・非常勤等 67.1%	＊10（13）常勤医師13.6% 兼任・嘱託・非常勤等 70.2%	変わらない
4-16 情緒障害児短期治療施設数の整備	全都道府県	＊10（00）15府県 17施設	＊10（05）22道府県 27施設	＊10（09）24道府県 31施設	＊10（12）30道府県 38施設	改善した（目標に達していないが改善した）
4-17 育児不安・虐待親のグループの活動の支援を実施している保健所の割合	100%	＊3（01）35.7%	＊10（05）46.0%（194か所）70.1%（54か所）政令市・特別区の割合 40.6%（938か所）市町村の割合	＊10（09）45.5%（175か所）70.6%（60か所）政令市・特別区の割合 36.5%（622か所）市町村の割合	＊10（13）31.3%（116か所）75.3%（70か所）政令市・特別区の割合 33.1%（542か所）市町村の割合	評価できない
4-18 親子の心の問題に対応できる技術を持った小児科医の数	増加傾向	＊17（00）901名	＊17（05）1,163名	＊17（09）1,145名	＊17（13）1,013名	改善した（達成した）

('○○)：調査・統計等の西暦年を表示
＊1　人口動態統計　　＊2　母体保護統計　　＊3　厚生労働科学研究（子ども家庭総合研究等）　　＊4　薬物に対する意識等調査
＊5　国民健康・栄養調査　　＊6　乳幼児栄養調査　　＊7　文部科学省調べ　　＊8　幼児健康度調査
＊9　保健所運営報告（現：地域保健・老人保健事業報告）　　＊10　厚生労働省（母子保健課等）調べ
＊11　医師・歯科医師・薬剤師調査　　＊12　衛生行政報告例　　＊13　乳幼児身体発育調査　　＊14　日本病院会調べ
＊15　警察庁調べ　　＊16　社会福祉行政業務報告　　＊17　日本小児科医会調べ　　＊18　21世紀出生児縦断調査
＊19　感染症発生動向調査　　＊20　学校保健統計調査　　＊21　日本児童青年精神医学会調べ

6.「健やか親子21（第２次）」について検討会報告書（概要）

はじめに

○「健やか親子21」は、21世紀の母子保健の主要な取組を提示するビジョンであり、関係者、関係機関・団体が一体となって、その達成に向けて取り組む国民運動計画として、「健康日本21」の一翼を担うものである。

○平成25年11月にとりまとめた第１次の「健やか親子21」（2001年～2014年）の最終評価報告書で示された今後の課題や提言をもとに、平成27年度から始まる「健やか親子21（第２次）」について、６回にわたる検討会で議論を進め、平成26年３月に検討会報告書をとりまとめ、平成27年から「健やか親子21（第２次）」を開始した。

1.「健やか親子21（第２次）」の基本的な考え方

（1）基本的視点

21世紀の母子保健の主要な取組を提示するビジョンであり、かつ関係者、関係機関・団体が一体となって推進する国民運動計画である。

同時に、安心して子どもを産み、ゆとりを持って健やかに育てるための家庭や地域の環境づくりという少子化対策としての意義と、少子・高齢社会において国民が健康で元気に生活できる社会の実現を図るための国民健康づくり運動である「健康日本21」の一翼を担うという意義を有する。

（2）10年後に目指す姿

少子化等に伴い子育て環境が変化する中で、子どもがより健やかに育まれるためには、福祉的な支援と保健的な支援ともに、その充実が図られることが必要である。また核家族化や共働き世帯の増加といった、家族形態の多様化が進んでいることから、個々の母子の状況に応じた支援を行っていくことが求められる。

また、10年後に目指す姿には、大きく２つの方向性がある。１つ目は、日本全国どこで生まれても、一定の質の母子保健サービスが受けられ生命が守られるという地域間での健康格差の解消が必要であるということである。そして２つ目は、疾病や障害、経済状態等の個人や家庭環境の違い、多様性を認識した母子保健サービスを展開することが重要であるということである。これらより、10年後に目指す姿を「すべての子どもが健やかに育つ社会」とした。子どもの健やかな発育のためには、子どもへの支援に限らず、親がその役割を発揮できるよう親への支援をはじめ、地域や学校、企業といった親子を取り巻く温かな環境の形成や、ソーシャル・キャピタルの醸成が求められる。また、このような親子を取り巻く支援に限らず、当事者が主体となった取組（ピアサポート等）の形成も求められる。

（3）課題の構成

「すべての子どもが健やかに育つ社会」の10年後の実現に向けて、３つの基盤課題と、

　２つの重点課題を設定した。３つの基盤課題は、現計画でも扱ってきた、従来からの施策や取組の確実な実施や更なる充実を目指して設定した。下記の基盤課題Aと基盤課題Bには従来から取り組んできたが引き続き改善が必要な課題や、少子化や家族形態の多様化等を背景として新たに出現してきた課題があり、ライフステージを通してこれらの課題の解決が図られることを目指す。基盤課題Cは、これら２つの基盤課題Aと基盤課題Bを広く下支えする環境づくりを目指すための課題として設定した。２つの重点課題は、様々ある母子保健課題の中でも、基盤課題A〜Cでの取組をより一歩進めた形で重点的に取り組む必要があるものとして設定した。また、医療施策に特化した指標等については、医療計画等の他の計画において対応することとした。各課題の概要は、以下のとおりである。

ア　切れ目ない妊産婦・乳幼児への保健対策（基盤課題A）

　　妊娠・出産・育児期における母子保健対策の充実に取り組むとともに、各事業間や関連機関間の有機的な連携体制の強化や、情報の利活用、母子保健事業の評価・分析体制の構築を図ることにより、切れ目ない支援体制の構築を目指す。

イ　学童期・思春期から成人期に向けた保健対策（基盤課題B）

　　児童生徒自らが、心身の健康に関心を持ち、より良い将来を生きるため、健康の維持・向上に取り組めるよう、多分野の協働による健康教育の推進と次世代の健康を支える社会の実現を目指す。

ウ　子どもの健やかな成長を見守り育む地域づくり（基盤課題C）

　　社会全体で子どもの健やかな成長を見守り、子育て世代の親を孤立させないよう支えていく地域づくりを目指す。具体的には、国や地方公共団体による子育て支援施策の拡充に限らず、地域にある様々な資源（NPOや民間団体、母子愛育会や母子保健推進員等）との連携や役割分担の明確化が挙げられる。

エ　育てにくさを感じる親に寄り添う支援（重点課題①）

　　親子が発信する様々な育てにくさのサインを受け止め、丁寧に向き合い、子育てに寄り添う支援の充実を図ることを重点課題の一つとする。

オ　妊娠期からの児童虐待防止対策（重点課題②）

　　児童虐待を防止するための対策として、①発生予防には、妊娠届出時など妊娠期から関わることが重要であること、②早期発見・早期対応には、新生児訪問等の母子保健事業と関係機関の連携強化が必要であることから重点課題の一つとする。

２．目標の設定

（1）指標と目標の設定

　現計画の指標をもとに、「健康水準の指標」、「健康行動の指標」、「環境整備の指標」の三段階に整理した。これ以外にも、現計画において目標を達成したと評価したもの等を「参考とする指標」として設定し、具体的な目標値を掲げないものの、データの推移

等を継続的に注視する。また、指標とともに、指標の目標達成のための取組方策の例示をした。医療施策に特化した指標等については、医療計画等の他の計画において対応することとした。

　現計画は、目標を掲げた指標が69指標74項目と多かったため、達成状況や現状を踏まえ見直しを行い、目標を掲げた52指標（うち再掲2指標を含む）と、参考とする指標を28指標設定した。

　目標設定にあたっては、既存の統計調査から現状や今後の推移の見通し等の分析を行い、それを踏まえ、向こう10年間で取組が着実に促されるよう段階的な目標設定を行った。なお既存の調査がないものは、今後出来るだけ速やかに調査研究等を行い、ベースライン値及び目標を設定する。

（2）目標の達成状況等の評価

　「健やか親子21（第2次）」の開始から5年目を目途に、目標の達成状況等について中間評価を、また終期となる10年目を目途に最終評価を行うことにより、目標達成に向けた様々な取組に関する評価を実施し、評価結果を踏まえ、継続性をもちつつ母子保健分野の更なる取組に反映させていくことが望ましい。

　「健やか親子21（第2次）」の対象期間は、平成27年度から平成36年度までの10年間とする。中間年となる平成31年度を1つの目安として、その間の実施状況等について、中間評価を実施し、必要に応じて、指標の追加等の見直しを行うこととする。重要な指標や収集可能な指標については、5年毎の評価を待たず、毎年データの推移を確認し公表する。また、最終年度となる平成36年度の前年（平成35年度）から最終評価を行う。

　数値目標を評価する際は、目標策定時、中間評価時、最終評価時の調査データは比較可能で十分な精度を持つことが必要である。

　中間評価、最終評価を行う際は、今後強化又は改善すべき点を検討し、評価の結果を公表することとする。

（3）目標設定の考え方（別表参照）

ア　切れ目ない妊産婦・乳幼児への保健対策（基盤課題A）

　妊娠成立時からはじまる医療機関での妊婦健康診査や妊娠届出の機会、母親学級や両親学級、医療機関等での出産、新生児訪問、乳幼児健康診査、予防接種等、既存の施策の中においても、妊産婦や乳幼児への保健対策は、その過程を通して様々になされている。

　しかし、関わる機関が多いことにより、得られた情報を関係機関間で共有することが十分できずに、有効な支援に結びついていないこともある。よって、母子保健に関する情報の利活用を含めた母子保健事業間の有機的な連携体制や、地域で母子が安心して生活できるよう、妊娠・出産・産後における切れ目ない支援が提供される母子保健対策の強化が求められる。このため、基盤課題として、「切れ目ない妊産婦・乳幼児への保健対策」を設けた。

目標は、「安心・安全な妊娠・出産・育児のための切れ目ない妊産婦・乳幼児保健対策の充実」とする。

基盤課題Aの健康水準の指標として、「妊産婦死亡率」、「全出生数中の低出生体重児の割合」、「妊娠・出産について満足している者の割合」、「むし歯のない３歳児の割合」の４つを設定した。具体的な目標は、別表のとおりである。

イ　学童期・思春期から成人期に向けた保健対策（基盤課題B）

「健やか親子21」において、十代の自殺死亡率は十分な改善が認められなかった。また、性や不健康やせなど健康に関する思春期における課題は、次世代の心身の健康づくりに直結する重要な課題でもあり、その大切さを早い時期から認識しておくことが思春期以降の保健対策にもつながる。

思春期における心身の健康の向上には、必要な知識や態度を身につけ、情報を自ら得るとともに、健康について前向きに考えていけるよう努めることが重要である。また、子どもの心身の健康の保持・増進にあたっては、教育機関だけでなく、保健や医療の関係者が連携して社会全体としてその達成を援助できるよう支えることが求められる。このため、基盤課題として、「学童期・思春期から成人期に向けた保健対策」を設けた。

目標は、「子どもが主体的に取り組む健康づくりの推進と次世代の健康を育む保健対策の充実」とする。

基盤課題Bの健康水準の指標として、「十代の自殺死亡率」、「十代の人工妊娠中絶率」、「十代の性感染症罹患率」、「児童・生徒における痩身傾向児の割合」、「児童・生徒における肥満傾向児の割合」、「歯肉に炎症がある十代の割合」の６つを設定した。具体的な目標は、別表のとおりである。

なお、健康水準の指標の達成にあたって、掲げられた指標以外にも、適切な身体活動や睡眠等、子どもの心身の健康に影響を与え得る生活習慣に対しても取組が必要と考えられた。また、インターネットの活用の在り方など新たな健康課題も明らかになっている。現段階では、その実態や影響要因等を明らかにするために、調査研究等を進めていく。

ウ　子どもの健やかな成長を見守り育む地域づくり（基盤課題C）

近年、少子化や核家族化、生活スタイルの多様化や情報化の進展など、子育て家庭とそれを取り巻く環境は複雑に変化してきている。親が安心して子どもを産み育て、子どもが将来に夢を持って健やかに育つ環境を築くためには、国や地方公共団体による子育て支援策の拡充に限らず、地域や学校・企業等が協調しながらネットワークを作り、親子を温かく見守り支える機運を社会全体で高めていくことが必要となる。そこで、基盤課題Cとして、「子どもの健やかな成長を見守り育む地域づくり」を設け、基盤課題A並びに基盤課題Bの下支えとなるソーシャル・キャピタルの醸成を目指す。

母子保健に携わる者は、日常の様々な活動を通じて、関連機関の連携を有機的なも

のとするとともに、地域におけるネットワークの構築と成熟への助力を惜しまない姿勢が必要である。ソーシャル・キャピタルの醸成により、平時の保健活動をより効果的・効率的に進められるだけでなく、健康危機管理時での保健活動において、円滑かつ迅速な対応が可能となる。

　目標は、「妊産婦や子どもの成長を見守り親子を孤立させない地域づくり」とする。

　基盤課題Cの健康水準の指標として、「この地域で子育てをしたいと思う親の割合」と、「妊娠中、仕事を続けることに対して職場から配慮をされたと思う就労妊婦の割合」の２つを設定した。具体的な目標は、別表のとおりである。

エ　育てにくさを感じる親に寄り添う支援（重点課題①）

　子育ての過程において、親が何らかの育児不安を感じることは珍しくない。しかし、近年、育児中の家庭の孤立化が指摘されているところであり、親が育児に不安や困難さを感じつつ、解消されないまま抱え込む危うさがある。また、親にとって子育てが負担になったり、親の生活そのものを大きく乱したりする場合は、子育てに拒否的になることも想定される。子育て中の親が、育児に対して少しでも余裕と自信をもち、親としての役割を発揮できる社会を構築するために、「健やか親子21（第２次）」において、「育てにくさを感じる親に寄り添う支援」を重点課題の１つとする。

　親が感じる育てにくさには、子どもの心身状態や発達・発育の偏り、疾病などによるもの、親の子育て経験の不足や知識不足によるもの、親の心身状態の不調などによるもの、家庭や地域など親子を取り巻く環境との関係で生じるもの、あるいは支援の不足によるものなど多面的な要素を含む。子育てを支援する者は、その問題点の所在を見極め、支援に携わる必要がある。また、支援に際しては、親の発する育てにくさのサインに気付き、子ども、親、そして親子の関係の多様性を包容する姿勢が求められる。

　育てにくさの概念は広く、一部には発達障害などが原因になっている場合がある。平成17年に発達障害者支援法が施行され、これまで公的サービスの狭間にあった発達障害児・者に係る支援策が具体的に進められるようになった。発達障害についての認識が広まるとともに、母子保健サービスを提供する場においても、子どもの発達に関する相談が急増している。他方で、育児に取り組む親自身に発達障害があり、育児困難に陥っている場合もある。親子が適切な支援を受けるためには、妊婦健康診査や乳幼児健康診査などの母子保健事業を通じた的確な評価と適切な保健指導、さらには福祉サービスへの橋渡しといった母子保健の役割が重要視されているところである。

　目標は、「親や子どもの多様性を尊重し、それを支える社会の構築」とする。

　重点課題①の健康水準の指標として、「ゆったりとした気分で子どもと過ごせる時間がある母親の割合」と、「育てにくさを感じたときに対処できる親の割合」の２つを設定した。具体的な目標は、別表のとおりである。

オ　妊娠期からの児童虐待防止対策（重点課題②）

　児童虐待への対応は、これまで、制度の見直しや関係機関の体制強化などにより、その充実が図られてきた。しかしながら、深刻な児童虐待事件が後を絶たず、全国の児童相談所における児童虐待に関する相談対応件数も増加を続けており、依然として社会全体で取り組むべき重要な課題となっている。

　このため、子どもの虐待を防ぎ、すべての子どもが健やかに成長できるような社会を構築するため、「健やか親子21（第2次）」において、重点課題の1つとする。

　児童虐待の防止するための対策として、⑴児童虐待の発生予防には、妊娠届出時など妊娠期から関わることが重要であること、⑵早期発見・早期対応には、新生児訪問等の母子保健事業と関係機関の連携強化が必要であること、⑶子どもの保護・支援、保護者支援の取組が重要である。特に、早期発見・早期対応のためには、妊娠期から保健分野と医療分野、福祉分野とで連携して取り組むことで、より実効力のあるものとすることができると考えられる。

　目標は、「児童虐待のない社会の構築」とする。

　重点課題②の健康水準の指標として、「児童虐待による死亡数」と、「子どもを虐待していると思う親の割合」の2つを設定した。具体的な目標は、別表のとおりである。

3．国民運動計画としての取組の推進体制に関する事項

（1）国民の主体的取組の推進

　子どもやその親への支援だけでなく、地域も含めた親子を取り巻く温かな環境を形成することを目指す。そのため、すべての子どもが健やかな生活を送ることができるよう、国民一人ひとりが環境づくりへの関心と理解を深め、主体的に取り組むことが必要である。

（2）「健やか親子21」推進協議会及び各参画団体の活動の更なる活性化

　課題の達成に向け、取組を推進する団体等が活動しやすく、連携しやすい柔軟な仕組みを取り入れることや、学術団体や職能団体などと連携した取組を推進することが重要である。

（3）企業や学術団体等との連携、協働による取組推進の体制づくり

　子育て等に関連する事業を展開する企業や学術団体等と連携した普及啓発活動等を模索していくことも意義があると考えられる。

（4）国及び地方公共団体における取組の推進—健康格差の解消に向けて国・都道府県・市町村に求められる役割—

　都道府県においては、県内の市町村の取組の把握・評価や、各市町村間、他の都道府県及び全国との比較検証等により、県内の課題を把握し、健康格差解消に向けて必要となる取組に結び付けることが、十分できていなかったと考えられる。また市町村においては、母子保健事業の実施を通じて、収集した情報を必ずしも十分に利活用できていな

かったと考えられる。

　地方公共団体間の健康格差解消に向けては、国・都道府県・県型保健所・市町村が、それぞれに求められる役割を果たすことが必要であり、そのためには、計画期間と達成すべき具体的課題を明確にした目標を設定することが求められる。また、取組を推進していくためには、「①地域の現状等の把握（情報収集）→②課題の抽出→③改善策の検討→④改善策の実行」というＰＤＣＡサイクルで母子保健事業を実施することが必要であり、そのための母子保健事業を評価する仕組みが必要である。

ア　国の役割

　全国的な母子保健水準や母子保健事業の実施状況等を評価するための目標を設定し、広く関係者等に対してその目標を周知する。

イ　都道府県の役割

　都道府県は、県内の課題の把握等を広域的かつ専門的な立場から行い、都道府県母子保健計画を策定する。また、課題解決に向けて、県型保健所や指定都市、中核市、市町村といった地方公共団体間の役割分担や連携方策の検討等を行うことが求められる。

　また、都道府県は市町村、医療機関、教育機関等の一体的な取組を推進する観点から、関係者の連携の強化について中心的な役割を果たすことが期待される。このため、関係者の役割分担の明確化や連携促進のための方策について、広域的かつ専門的に検討を行うとともに、母子保健計画に反映させることが求められる。

ウ　県型保健所の役割

　県型保健所は、地域保健における広域的、専門的かつ技術的拠点である。管内市町村における事業評価、及びそれに基づく改善を円滑に進めるために、積極的に協力・支援に取り組むことが求められる。

エ　市町村の役割

　市町村は、各母子保健事業の主たる実施者であり、まずは関連部署や医療機関、教育機関、その他の関係者と連携し、個々の状況に応じた、きめ細かな支援を行うことが必要である。さらに、事業の実施を通じて把握した情報等から、母子保健に関する評価に必要な指標に基づいたデータを正確に把握し、課題を明らかにし、実態に応じた市町村母子保健計画を関係者及び関係機関（医療機関や、都道府県・県型保健所を含む）等と連携・協働して策定するなど、課題を明らかにするとともに対応策を検討し、事業に反映させていくことが求められる。

　指定都市・中核市の場合は、前述の県型保健所の役割も同時に担うことになるが、その場合も、より広域的な事業評価等を行っていくためには、都道府県と連携することが重要である。

図1　健やか親子21（第2次）　イメージ図

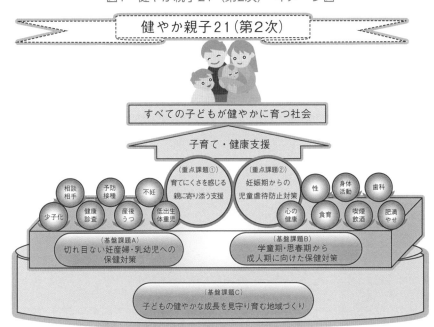

表1　「健やか親子21（第2次）」における課題の概要

	課題名	課題の説明
基盤課題A	切れ目ない妊産婦・乳幼児への保健対策	妊婦・出産・育児期における母子保健対策の充実に取り組むとともに、各事業間や関連機関間の有機的な連携体制の強化や、情報の利活用、母子保健事業の評価・分析体制の構築を図ることにより、切れ目ない支援体制の構築を目指す。
基盤課題B	学童期・思春期から成人期に向けた保健対策	児童生徒自らが、心身の健康に関心を持ち、より良い将来を生きるため、健康の維持・向上に取り組めるよう、多分野の協働による健康教育の推進と次世代の健康を支える社会の実現を目指す。
基盤課題C	子どもの健やかな成長を見守り育む地域づくり	社会全体で子どもの健やかな成長を見守り、子育て世代の親を孤立させないよう支えていく地域づくりを目指す。具体的には、国や地方公共団体による子育て支援施策の拡充に限らず、地域にある様々な資源（NPOや民間団体、母子愛育会や母子保健推進員等）との連携や役割分担の明確化が挙げられる。
重点課題①	育てにくさを感じる親に寄り添う支援	親子が発信する様々な育てにくさ※のサインを受け止め、丁寧に向き合い、子育てに寄り添う支援の充実を図ることを重点課題の一つとする。 （※）育てにくさとは：子育てに関わる者が感じる育児上の困難感で、その背景として、子どもの要因、親の要因、親子関係に関する要因、支援状況を含めた環境に関する要因など多面的な要素を含む。育てにくさの概念は広く、一部には発達障害等が原因となっている場合がある。
重点課題②	妊娠期からの児童虐待防止対策	児童虐待を防止するための対策として、①発生予防には、妊娠届出時など妊娠期から関わることが重要であること、②早期発見・早期対応には、新生児訪問等の母子保健事業と関係機関の連携強化が必要であることから重点課題の一つとする。

「健やか親子21（第２次）」指標一覧

『「健やか親子２１（第２次）」の中間評価等に関する検討会』報告書（令和元年８月30日）より

評価： 1①.改善した（目標を達成した），
1②.改善した（目標に達していないが改善した），
2.変わらない，3.悪くなっている，4.評価できない

		指標名	ベースライン	直近値	中間評価（５年後）目標	最終評価（10年後）目標	評価
基盤課題A　切れ目ない妊産婦・乳幼児への保健対策	【健康水準の指標】	1 妊産婦死亡率	4.0（出産10万対）（平成24年）	3.4（出産10万対）（平成29年）	減少	2.8	1①
		2 全出生数中の低出生体重児の割合	・低出生体重児　9.6%・極低出生体重児　0.8%（平成24年）	・低出生体重児　9.4%・極低出生体重児　0.7%（平成29年）	減少	減少	1①
		3 妊娠・出産について満足している者の割合	63.7%（平成25年度）	82.8%（平成29年度）	70.0%	85.0%	1①
		4 むし歯のない3歳児の割合	81.0%（平成24年度）	85.6%（平成29年度）	85.0%	90.0%	1①
	【健康行動の指標】	5 妊娠中の妊婦の喫煙率	3.8%（平成25年度）	2.7%（平成29年度）	0%	0%	1②
		6 育児期間中の両親の喫煙率	・父親　41.5%（平成25年度）	37.7%（平成29年度）	30.0%	20.0%	1②
			・母親　8.1%（平成25年度）	6.4%（平成29年度）	6.0%	4.0%	
		7 妊娠中の妊婦の飲酒率	4.3%（平成25年度）	1.2%（平成29年度）	0%	0%	1②
		8 乳幼児健康診査の受診率（重点課題②再掲）	（未受診率）・3〜5か月児　4.6%・1歳6か月児　5.6%・3歳児　8.1%（平成23年度）	（未受診率）・3〜5か月児：4.5%・1歳6か月児：3.8%・3歳児：4.8%（平成29年度）	（未受診率）・3〜5か月児　3.0%・1歳6か月児　4.0%・3歳児　6.0%	（未受診率）・3〜5か月児　2.0%・1歳6か月児　3.0%・3歳児　3.0%	1②
		9 〈中間評価を踏まえ指標名を変更〉子ども医療相談電話（#8000）を知っている親の割合	61.2%（平成26年度）	82.5%（平成30年度速報値）	75.0%	90.0%	1①
		10 子どものかかりつけ医（医師・歯科医師など）を持つ親の割合	＜医師＞・3・4か月児　71.8%・3歳児　85.6%（平成26年度）	＜医師＞・3・4か月児：77.8%・3歳児：89.8%（平成30年度速報値）	＜医師＞・3・4か月児　80.0%・3歳児　90.0%	＜医師＞・3・4か月児　85.0%・3歳児　95.0%	1②
			＜歯科医師＞3歳児　40.9%（平成26年度）	＜歯科医師＞・3歳児：48.8%（平成30年度速報値）	＜歯科医師＞3歳児　45.0%	＜歯科医師＞3歳児　55.0%	
		11 仕上げ磨きをする親の割合	69.6%（平成26年度）	73.1%（平成29年度）	75.0%	80.0%	1②
	【環境整備の指標】	12 妊娠届出時にアンケートを実施する等して、妊婦の身体的・精神的・社会的状況について把握している市区町村の割合（重点課題②再掲）	92.8%（平成25年度）	98.0%（平成29年度）	100%	100%	1②
		13 妊娠中の保健指導（母親学級や両親学級を含む）において、産後のメンタルヘルスについて、妊婦とその家族に伝える機会を設けている市区町村の割合	43.0%（平成25年度）	49.0%（平成29年度）	75.0%	100%	1②
		14 産後1か月でEPDS9点以上を示した人へのフォロー体制がある市区町村の割合	11.5%（平成25年度）	41.8%（平成29年度）	50.0%	100%	1②
		15 ・ハイリスク児に対し保健師等が退院後早朝に訪問する体制がある市区町村の割合・市区町村のハイリスク児の早期訪問体制構築等に対する支援をしている県型保健所の割合（★★）	・市区町村　24.9%・県型保健所　81.9%（平成25年度）	・市区町村　34.7%・県型保健所　35.1%（平成29年度）	・市区町村　50.0%・県型保健所　90.0%	・市区町村　100%・県型保健所　100%	4
		16 ・乳幼児健康診査事業を評価する体制がある市区町村の割合（★★）・市町村の乳幼児健康診査事業の評価体制構築への支援をしている県型保健所の割合（★★）	・市区町村　25.1%・県型保健所　39.2%（平成25年度）	・市区町村　17.7%・県型保健所　17.0%（平成29年度）	・市区町村　50.0%・県型保健所　80.0%	・市区町村　100%・県型保健所　100%	4

		指標名	ベースライン	直近値	中間評価 （5年後）目標	最終評価 （10年後）目標	評価
基盤課題A　切れ目ない妊産婦・乳幼児への保健対策	【参考とする指標】	参1 周産期死亡率	出産千対　4.0 出生千対　2.7 （平成24年）	出産千対　3.5 出生千対　2.4 （平成29年）	―	―	―
		参2 新生児死亡率、乳児（1歳未満）死亡率（出生千対）	・新生児死亡率　　1.0 ・乳児（1歳未満）死亡率 　　　　　　　2.2 （平成24年）	・新生児死亡率　　0.9 ・乳児（1歳未満）死亡率 　　　　　　　1.9 （平成29年）	―	―	―
		参3 幼児（1～4歳）死亡率（人口10万対）	20.9 （平成24年）	17.8 （平成29年）	―	―	―
		参4 乳児のSIDS死亡率（出生10万対）	13.9 （平成24年）	7.3 （平成29年）	―	―	―
		参5 正期産児に占める低出生体重児の割合	・低出生体重児　6.0% ・極低出生体重児 　　　　0.0093% （平成24年）	・低出生体重児　6.0% ・極低出生体重児 　　　　0.0093% （平成29年）	―	―	―
		参6 妊娠11週以下での妊娠の届出率	90.8% （平成24年度）	93.0% （平成29年度）	―	―	―
		参7 出産後1か月時の母乳育児の割合	47.5% （平成25年度）	45.8% （平成29年度）	―	―	―
		参8 産後1か月でEPDS9点以上の褥婦の割合	8.4% （平成25年度）	9.8% （平成29年度）	―	―	―
		参9 1歳までにBCG接種を終了している者の割合	92.9% （平成24年度）	98.8% （平成28年度）			
		参10 1歳6か月までに四種混合・麻しん・風しんの予防接種を終了している者の割合	・三種混合　　94.7% ・麻しん　　　87.1% （平成25年度）	・四種混合　　96.8% ・麻しん・風しん 　　　　　91.3% （平成29年度）	―	―	―
		参11 不妊に悩む方への特定治療支援事業の助成件数	134,943件 （平成24年度）	139,752件 （平成29年度）	―	―	―
		参12 災害などの突発事象が発生したときに、妊産婦の受入体制について検討している都道府県の割合	23.4% （平成25年度）	51.1% （平成29年度）	―	―	―
基盤課題B　学童期・思春期から成人期に向けた保健対策	【健康水準の指標】	1 十代の自殺死亡率（人口10万対）	・10～14歳 　1.3（男1.8/女0.7） ・15～19歳 　8.5（男11.3/女5.6） （平成24年）	・10～14歳 　1.9（男2.1/女1.6） ・15～19歳 　7.8（男11.1/女4.3） （平成29年）	・10～14歳　　減少 ・15～19歳　　減少	・10～14歳　　減少 ・15～19歳　　減少	2
		2 十代の人工妊娠中絶率（人口千対）	7.1 （平成23年度）	4.8 （平成29年度）	6.5	4.0	1①
		3 十代の性感染症罹患率	定点1カ所あたりの報告数 ・性器クラミジア　2.92 ・淋菌感染症　　0.82 ・尖圭コンジローマ 0.33 ・性器ヘルペス　0.35 <参考> 　実数による報告数 　・梅毒 27 （平成24年）	定点1カ所あたりの報告数 ・性器クラミジア　2.13 ・淋菌感染症　　0.57 ・尖圭コンジローマ 0.15 ・性器ヘルペス　0.29 <中間評価を踏まえ追加> 　実数による報告数 　・梅毒 303 （平成30年）	減少	減少 ※梅毒も加えて評価	1①
		4 児童・生徒における痩身傾向児の割合	2.0% （平成25年度）	1.9% （平成29年度）	1.5%	1.0%	2
		5 児童・生徒における肥満傾向児の割合	9.5% （平成25年度）	8.9% （平成29年度）	8.0%	7.0%	1②
		6 歯肉に炎症がある十代の割合	25.5% （平成23年度）	26.3% （平成28年度）	22.9%	20.0%	2
	【健康行動の指標】	7 十代の喫煙率	中学1年 男子1.6%　女子0.9% 高校3年 男子8.6%　女子3.8% （平成22年度）	中学1年 男子0.4%　女子0.4% 高校3年 男子3.0%　女子1.4% （平成29年度）	中学1年 男子・女子　0% 高校3年 男子・女子　0%	中学1年 男子・女子　0% 高校3年 男子・女子　0%	1②
		8 十代の飲酒率	中学3年 男子10.5%　女子11.7% 高校3年 男子21.7%　女子19.9% （平成22年度）	中学3年 男子3.6%　女子2.7% 高校3年 男子10.4%　女子8.0% （平成29年度）	中学3年 男子・女子　0% 高校3年 男子・女子　0%	中学3年 男子・女子　0% 高校3年 男子・女子　0%	1②
		9 〈策定時の調査終了に伴い、データソースを変更〉朝食を欠食する子どもの割合	・小学6年生　　11.0% ・中学3年生　　16.3%	・小学6年生　　15.2% ・中学3年生　　20.2% （平成30年度）	・小学5年生　　5.0% ・中学2年生　　7.0%	・小学6年生　　8.0% ・中学3年生　 10.0%	3
	【環境整備の指標】	10 学校保健委員会を開催している小学校、中学校、高等学校の割合	・小学校・中学校　89.7% ・高等学校　　86.9% （平成27年度）	・小学校・中学校 91.9% ・高等学校　　87.8% （平成29年度）	―	100%	1②
		11 地域と学校が連携した健康等に関する講習会の開催状況	53.6% （平成25年度）	63.2% （平成29年度）	80.0%	100%	1②

		指標名	ベースライン	直近値	中間評価 （5年後）目標	最終評価 （10年後）目標	評価
基盤課題B 学童期・思春期から成人期に向けた保健対策	【参考とする指標】	参1 スクールカウンセラーを配置する小学校、中学校の割合	・小学校　　　　37.6% ・中学校　　　　82.4% ・その他　　1,534箇所 （平成24年度）	・小学校　　　　66.0% ・中学校　　　　89.6% ・その他　　2,546箇所 （平成29年度）	—	—	—
		参2 スクールソーシャルワーカーの配置状況	784人 （平成24年度）	2,041人 （平成29年度）	—	—	—
		参3 思春期保健対策に取り組んでいる地方公共団体の割合	・自殺防止対策　19.2% ・性に関する指導　41.1% ・肥満及びやせ対策 　　　　　　　　18.0% ・薬物乱用防止対策 　　　　　　　　24.6% （喫煙、飲酒を含む） ・食育　　　　48.0% （平成25年度）	・自殺防止対策　26.7% ・性に関する指導　44.0% ・肥満及びやせ対策 　　　　　　　　23.4% ・薬物乱用防止対策 　　　　　　　　29.1% （喫煙、飲酒を含む） ・食育　　　　55.1% （平成29年度）	—	—	—
		参4 家族など誰かと食事をする子どもの割合	・小学校5年生 朝食84.0%・夕食 97.7% ・中学校2年生 朝食64.6%・夕食 93.7% （平成22年度）	同左	—	—	—
		参5 〈中間評価を踏まえ追加〉運動やスポーツを習慣的にしている子どもの割合	＜参考＞ （一週間の総運動時間が60分未満の子どもの割合） 男子　10.5% 女子　24.2% （平成22年度）	（一週間の総運動時間が60分未満の子どもの割合） 男子　　6.4% 女子　11.6% （平成29年度）	—	—	—
基盤課題C 子どもの健やかな成長を見守り育む地域づくり	【健康水準の指標】	1 この地域で子育てをしたいと思う親の割合	91.1% （平成26年度）	94.5% （平成29年度）	93.0%	95.0%	1 ①
		2 妊娠中、仕事を続けることに対して職場から配慮をされたと思う就労妊婦の割合	91.0% （平成26年度）	90.2% （平成30年度速報値）	93.0%	95.0%	2
	【健康行動の指標】	3 マタニティマークを妊娠中に使用したことのある母親の割合	52.3% （平成25年度）	69.2% （平成30年度速報値）	60.0%	80.0%	1 ①
		4 マタニティマークを知っている国民の割合（★）	45.6% （平成26年度）	58.1% （平成30年度）	50.0%	65.0%	1 ①
		5 積極的に育児をしている父親の割合	47.2% （平成25年度）	59.9% （平成29年度）	50.0%	70.0%	1 ①
	【環境整備の指標】	6 ・乳幼児健康診査の未受診者の全数の状況を把握する体制がある市区町村の割合（★★） ・市町村の乳幼児健康査の未受診者把握への取組に対する支援をしている県型保健所の割合（★★）	・市区町村　　96.7% ・県型保健所　33.8% （平成25年度）	・市区町村　　36.4% ・県型保健所　19.1% （平成29年度）	・市区町村　99.0% ・県型保健所　50.0%	・市区町村　100% ・県型保健所　100%	4
		7 育児不安の親のグループ活動を支援する体制がある市区町村の割合（★★）	28.9% （平成25年度）	37.0% （平成29年度）	50.0%	100%	4
		8 母子保健分野に携わる関係者の専門性の向上に取り組んでいる地方公共団体の割合（★★）	・市区町村　　95.1% ・都道府県　　97.9% （平成25年度）	・市区町村　　65.0% ・都道府県　　59.6% （平成29年度）	・市区町村　97.0% ・都道府県　100%	・市区町村　100% ・都道府県　100%	4
	【参考とする指標】	参1 個人の希望する子ども数、個人の希望する子ども数と出生子ども数の差	・平均理想子ども数　2.42 ・平均理想子ども数（2.42）と平均出生子ども数（1.71）の差　　　　　0.71 （平成22年）	・平均理想子ども数　2.32 ・平均理想子ども数（2.32）と平均出生子ども数（1.68）の差　　　　　0.64 （平成27年）	—	—	—
		参2 不慮の事故による死亡率（人口10万対）	0〜19歳　3.4 ・0歳　　　　　9.0 ・1〜4歳　　　2.9 ・5〜9歳　　　1.9 ・10〜14歳　　1.6 ・15〜19歳　　5.7 （平成25年度）	0〜19歳　2.3 ・0歳　　　　　8.1 ・1〜4歳　　　1.8 ・5〜9歳　　　1.2 ・10〜14歳　　0.9 ・15〜19歳　　3.9 （平成29年）	—	—	—
		参3 事故防止対策を実施している市区町村の割合（★★）	56.8% （平成25年度）	5.7% （平成29年度）	—	—	—
		参4 乳幼児のいる家庭で、風呂場のドアを乳幼児が自分で開けることができないよう工夫した家庭の割合	38.2% （平成25年度）	46.5% （平成29年度）	—	—	—
		参5 父親の育児休業取得割合	1.89% （平成24年度）	5.14% （平成29年度）	—	—	—

			指標名	ベースライン	直近値	中間評価（5年後）目標	最終評価（10年後）目標	評価
重点課題① 育てにくさを感じる親に寄り添う支援	【健康水準の指標】	1	ゆったりとした気分で子どもと過ごせる時間がある母親の割合	・3・4か月児　79.7% ・1歳6か月児　68.5% ・3歳児　60.3% （平成25年度）	・3・4か月児　87.9% ・1歳6か月児　78.8% ・3歳児　72.2% （平成29年度）	・3・4か月児　81.0% ・1歳6か月児　70.0% ・3歳児　62.0%	・3・4か月児　92.0% ・1歳6か月児　85.0% ・3歳児　75.0%	1①
	【健康行動の指標】	2	育てにくさを感じたときに対処できる親の割合	83.4% （平成26年度）	81.3% （平成29年度）	90.0%	95.0%	2
		3	子どもの社会性の発達過程を知っている親の割合	83.3% （平成26年度）	89.4% （平成29年度）	90.0%	95.0%	1②
		4	発達障害を知っている国民の割合（★）	67.2% （平成26年度） （参考）「言葉だけは知っている」19.8%	53.2% （平成30年度） （参考）「言葉だけは知っている」36.6%	80.0%	90.0%	3
			（※）発達障害に関する認知については、「知っていた」と「言葉だけは知っていた」を合計すると、ベースライン値87.0%から直近値89.8%となり、「発達障害」という言葉の認知度は上昇している。					
	【環境整備の指標】	5	・発達障害をはじめとする育てにくさを感じる親への早期支援体制がある市区町村の割合（★★） ・市町村における発達障害をはじめとする育てにくさを感じる親への早期支援体制整備への支援をしている県型保健所の割合（★★）	・市区町村　85.9% ・県型保健所　66.5% （平成25年度）	・市区町村　64.6% ・県型保健所　25.0% （平成29年度）	・市区町村　90.0% ・県型保健所　80.0%	・市区町村　100% ・県型保健所　100%	4
	【参考とする指標】	参1	小児人口に対する親子の心の問題に対応できる技術を持った小児科医の割合（小児人口10万対）	6.2 （参考）1,013名 （平成24年度）	7.3 （参考）1,131名 （平成29年度）	—	—	
		参2	小児人口に対する児童精神科医師の割合（小児人口10万対）	11.9 （平成25年）	13.5 （参考）一般会員 3,516名 うち医会員 2,085名 内訳:精神科医 1,717名 小児科医 327名 その他の医師 41名 （平成29年）	—	—	
		参3	〈中間評価を踏まえ指標名を変更〉児童心理治療施設の施設数	30道府県 38施設 （平成24年）	34道府県 46施設 （平成29年）	—	—	
		参4	就学前の障害児に対する通所支援の利用者数	37,505名 （平成25年）	98,585名 （平成29年）	—	—	
		参5	障害児支援を主要な課題とする協議体を設置している市区町村数	421 （平成25年）	551 （平成29年）	—	—	
重点課題② 妊娠期からの児童虐待防止対策	【健康水準の指標】	1	児童虐待による死亡数	・心中以外　58人 ・心中　41人 （平成23年度）	・心中以外　52人 ・心中　13人 （平成29年度）	それぞれが減少	それぞれが減少	4
	【健康行動の指標】	2	〈中間評価を踏まえ指標名を変更〉乳幼児期に体罰や暴言、ネグレクト等によらない子育てをしている親の割合（★★）	・3・4か月児　95.2% ・1歳6か月児　90.5% ・3歳児　85.5% （平成26年度）	・3・4か月児　92.1% ・1歳6か月児　80.3% ・3歳児　61.1% （平成29年度）	—	・3・4か月児　95.0% ・1歳6か月児　85.0% ・3歳児　70.0%	4
		3	乳幼児健康診査の受診率（基盤課題A－8再掲）	（未受診率） ・3～5か月児　4.6% ・1歳6か月児　5.6% ・3歳児　8.1% （平成23年度）	（未受診率） ・3～5か月児　4.5% ・1歳6か月児　3.8% ・3歳児　4.8% （平成29年度）	（未受診率） ・3～5か月児　3.0% ・1歳6か月児　4.0% ・3歳児　6.0%	（未受診率） ・3～5か月児　2.0% ・1歳6か月児　3.0% ・3歳児　3.0%	1②
		4	児童虐待防止法で国民に求められた児童虐待の通告義務を知っている国民の割合（★）	61.7% （平成26年度）	52.7% （平成30年度）	80.0%	90.0%	3
			（※）児童相談所における児童虐待相談の対応件数のうち、近隣・知人等からの通報数は平成30年度では平成21年度と比較して2.3倍に増加しており、児童虐待通告義務に関する国民の認知は広がりつつあるものと考えられる。					
		5	乳幼児揺さぶられ症候群（SBS）を知っている親の割合	94.3% （平成26年度）	97.3% （平成29年度）	100%	100%	1②
	【環境整備の指標】	6	妊娠届出時にアンケートを実施する等して、妊婦の身体的・精神的・社会的状況について把握している市区町村の割合（基盤課題A－12再掲）	92.8% （平成25年度）	98.0% （平成29年度）	100%	100%	1②
		7	対象家庭全てに対し、乳児家庭全戸訪問事業を実施している市区町村の割合	事業実施率　99.0% （平成26年4月1日） 対象家庭全てを訪問した市区町村の割合 27.5% （平成26年度）	事業実施率　99.6% （平成29年4月1日） 対象家庭全てを訪問した市区町村の割合 48.1% （平成28年度）	—	事業実施率 100% 対象家庭全てを訪問した市区町村の割合 100%	1②

		指標名	ベースライン	直近値	中間評価 （5年後）目標	最終評価 （10年後）目標	評価
重点課題② 妊娠期からの児童虐待防止対策	【環境整備の指標】	8 養育支援が必要と認めた全ての家庭に対し、養育支援訪問事業を実施している市区町村の割合	事業実施率　81.2% （平成26年4月1日） 対象家庭全てを訪問した市区町村の割合 66.9% （平成26年度）	事業実施率　84.8% （平成29年4月1日） 対象家庭全てを訪問した市区町村の割合 83.6% （平成28年度）	—	事業実施率 100% 対象家庭全てを訪問した市区町村の割合 100%	1 ②
		9 特定妊婦、要支援家庭、要保護家庭等支援の必要な親に対して、グループ活動等による支援（市町村への支援も含む）をする体制がある県型保健所の割合	30.3% （平成25年度）	14.1% （平成29年度）	70.0%	100%	3
		（※）今後の県型保健所の役割は、必ずしもグループ活動等の取組に限るものではないという意見もあった。					
		10 〈中間評価を踏まえ指標名を変更〉要保護児童対策地域協議会に産婦人科医療機関が参画している市区町村の割合	12.9% （平成27年4月1日）	14.9% （平成29年4月1日）		増加	1 ②
		11 関係団体の協力を得て、児童虐待に関する広報・啓発活動を実施している地方公共団体の割合	54.9% （平成25年度）	61.6% （平成29年度） ※参考：都道府県 85.1% （平成29年度）	80.0%	100%	1 ②
		12 児童虐待に対応する体制を整えている医療機関の数	1,034か所 （平成28年4月1日）	同左	三次と二次救急医療機関の50%	全ての三次と二次救急医療機関数	4
	【参考とする指標】	参1 児童相談所における児童虐待相談の対応件数	66,701件 （平成24年度）	159,850件 （平成30年度速報値）	—	—	—
		参2 市町村における児童虐待相談の対応件数	73,200件 （平成24年度）	106,615件 （平成29年度）	—	—	—
		参3 〈中間評価を踏まえ追加〉要保護児童対策地域協議会に配偶者暴力相談支援センターが参画している市区町村の割合	＜参考＞ 7.4% （平成25年4月1日）	9.2% （平成29年4月1日）	—	—	—

（★）ベースライン値と直近値では、データソースとなる調査の設問は同一であるが、調査手法が異なり、ベースライン値と直近値を単純に比較することは難しい。
　　　ベースライン値：調査員による個別面談「母子保健に関する世論調査（平成26年　内閣府）」
　　　直近値：インターネット調査「母子保健に関する意識調査（平成30年度子ども・子育て支援推進調査研究事業）」

（★★）ベースライン値と直近値では、設問内容及び算出方法が異なるため評価困難である。

7.「食を通じた子どもの健全育成(−いわゆる「食育」の視点から−)のあり方に関する検討会」報告書(楽しく食べる子どもに〜食からはじまる健やかガイド〜)の概要について

〔平成16年 2 月19日〕

記

1　検討会の経緯

近年、子どもの食をめぐっては、発育・発達の重要な時期にありながら、栄養素摂取の偏り、朝食の欠食、小児期における肥満の増加、思春期におけるやせの増加など、問題は多様化、深刻化し、生涯にわたる健康への影響が懸念されている。

また、親の世代においても食事づくりに関する必要な知識や技術を十分有していないとの報告がみられ、親子のコミュニケーションの場となる食卓において家族そろって食事をする機会も減少している状況にある。

これらの問題に対応するため、食を通じて、親子や家族との関わり、仲間や地域との関わりを深め、子どもの健やかな心と身体の発達を促すことをねらいとし、家庭や社会の中で、子ども一人ひとりの“食べる力”を豊かに育むための支援づくりを進める必要があることから、雇用均等・児童家庭局長が学識経験者等に参集を求め、食を通じた子どもの健全育成のあり方について検討を行うこととし、昨年 6 月より 7 回にわたり検討を行ってきた。

2　検討会報告書（楽しく食べる子どもに〜食からはじまる健やかガイド〜）の概要

1 ）食を通じた子どもの健全育成のねらい

現在をいきいきと生き、かつ生涯にわたって健康で質の高い生活を送る基本としての食を営む力を育てるとともに、それを支援する環境づくりを進めること。

2 ）食を通じた子どもの健全育成の目標

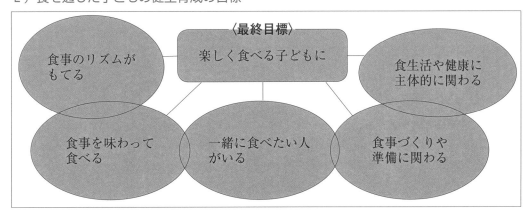

3）発育・発達過程に応じて育てたい"食べる力"

　子どもは、発育・発達過程にあり、授乳期から毎日「食」に関わっている。「食を営む力」を育むために、授乳期から思春期まで、その発育・発達過程に関わる主な特徴に応じて、具体的にどのような"食べる力"を育んでいけばよいのかをとりまとめた。

　各期における主な"食べる力"は下記のとおり。

授乳期・離乳期－安心と安らぎの中で食べる意欲の基礎づくり－
○安心と安らぎの中で母乳（ミルク）を飲む心地よさを味わう
○いろいろな食べ物を見て、触って、味わって、自分で進んで食べようとする

幼児期－食べる意欲を大切に、食の体験を広げよう－
○おなかがすくリズムがもてる
○食べたいもの、好きなものが増える
○家族や仲間と一緒に食べる楽しさを味わう
○栽培、収穫、調理を通して、食べ物に触れはじめる
○食べ物や身体のことを話題にする

学童期－食の体験を深め、食の世界を広げよう－
○1日3回の食事や間食のリズムがもてる
○食事のバランスや適量がわかる
○家族や仲間と一緒に食事づくりや準備を楽しむ
○自然と食べ物との関わり、地域と食べ物との関わりに関心をもつ
○自分の食生活を振り返り、評価し、改善できる

思春期－自分らしい食生活を実現し、健やかな食文化の担い手になろう－
○食べたい食事のイメージを描き、それを実現できる
○一緒に食べる人を気遣い、楽しく食べることができる
○食料の生産・流通から食卓までのプロセスがわかる
○自分の身体の成長や体調の変化を知り、自分の身体を大切にできる
○食に関わる活動を計画したり、積極的に参加したりすることができる

4）"食べる力"を育むための具体的支援方策（例）について
①子どもが生活あるいは学習を行う機関を中心にした支援方策
　　（例）保育所、地域子育て支援センター、児童館・放課後児童クラブ
　　　　　学校、児童養護施設、地域など
②具体的な"食べる力"を育むための支援方策
　　（例）現代の子どもの健康課題である肥満や思春期やせ症の予防のために、「成長曲線」
　　　　　を活用し、成長の経過を確認していくことで早期発見を図るための方法の提案

発育・発達過程に応じて育てたい"食べる力"について

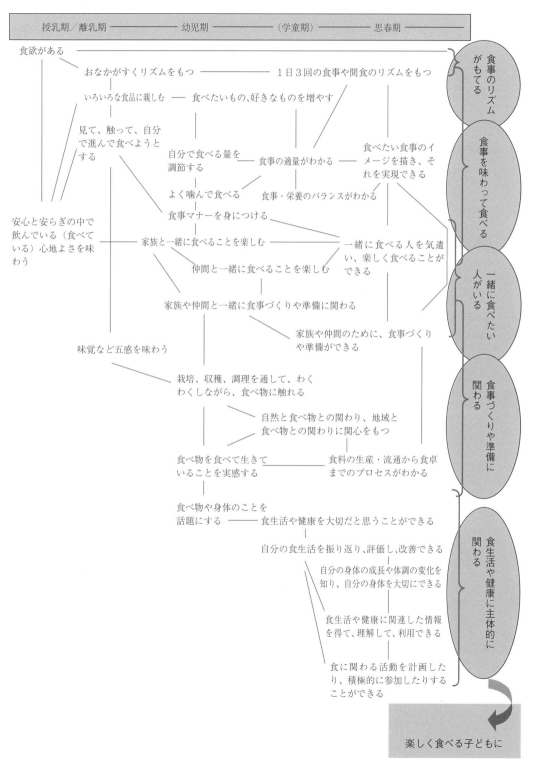

| 授乳期／離乳期 ─── 幼児期 ─── （学童期） ─── 思春期 ─── |

食欲がある

おなかがすくリズムをもつ ─── 1日3回の食事や間食のリズムをもつ

いろいろな食品に親しむ ── 食べたいもの、好きなものを増やす

見て、触って、自分で進んで食べようとする

自分で食べる量を調節する ── 食事の適量がわかる　食べたい食事のイメージを描き、それを実現できる

よく噛んで食べる　食事・栄養のバランスがわかる

安心と安らぎの中で飲んでいる（食べている）心地よさを味わう

食事マナーを身につける

家族と一緒に食べることを楽しむ ─── 一緒に食べる人を気遣い、楽しく食べることができる

仲間と一緒に食べることを楽しむ

家族や仲間と一緒に食事づくりや準備に関わる

家族や仲間のために、食事づくりや準備ができる

味覚など五感を味わう

栽培、収穫、調理を通して、わくわくしながら、食べ物に触れる

自然と食べ物との関わり、地域と食べ物との関わりに関心をもつ

食べ物を食べて生きていることを実感する　食料の生産・流通から食卓までのプロセスがわかる

食べ物や身体のことを話題にする ─── 食生活や健康を大切だと思うことができる

自分の食生活を振り返り、評価し、改善できる

自分の身体の成長や体調の変化を知り、自分の身体を大切にできる

食生活や健康に関連した情報を得て、理解して、利用できる

食に関わる活動を計画したり、積極的に参加したりすることができる

食事のリズムがもてる

食事を味わって食べる

一緒に食べたい人がいる

食事づくりや準備に関わる

食生活や健康に関わる

食生活や健康に主体的に関わる

楽しく食べる子どもに

113

8. 食育基本法の概要

食育基本法（平成17年法律第63号）
平成17年6月17日公布、同年7月15日施行

1. 目的（第1条）

　国民が健全な心身を培い、豊かな人間性を育む食育を推進するため、施策を総合的かつ計画的に推進すること等を目的とする。

2. 関係者の責務（第9条～第15条）

(1)　食育の推進について、国、地方公共団体、教育関係者、農林漁業関係者、食品関連事業者、国民等の責務を定める。

(2)　政府は、毎年、食育の推進に関して講じた施策に関し、国会に報告書を提出する。

3. 食育推進基本計画の作成（第16条～第18条）

(1)　食育推進会議は、食育推進基本計画を作成する。

(2)　都道府県は都道府県食育推進計画、市町村は市町村食育推進計画を作成するよう努める。

4. 基本的施策（第19条～第25条）

①家庭における食育の推進

②学校、保育所等における食育の推進

③地域における食生活の改善のための取組の推進

④食育推進運動の展開

⑤生産者と消費者との交流の促進、環境と調和のとれた農林漁業の活性化等

⑥食文化の継承のための活動への支援等

⑦食品の安全性、栄養その他の食生活に関する調査、研究、情報の提供及び国際交流の推進

5. 食育推進会議（第26条～第33条）

(1)　内閣府に食育推進会議を置き、会長（内閣総理大臣）及び委員（食育担当大臣、関係大臣、有識者）25名以内で組織する。

(2)　都道府県に都道府県食育推進会議、市町村に市町村食育推進会議を置くことができる。

　（参考）

　　健康づくりのための食育の推進について（H17.7.15　健発第0715002号　食安発第0715001号

　　雇児発第0715003号　健康局長・医薬食品局食品安全部長・雇用均等・児童家庭局長連名通知）

9. 妊産婦のための食生活指針について（概要）

〔平成18年2月1日〕

⑴ 「妊産婦のための食生活指針」作成の基本的考え方について

○対象は、妊産婦とするが、妊娠前からの食生活の重要性が再認識されることも視野に入れて検討に取り組む。

○指針については、妊産婦の方々にとって具体的でわかりやすい内容とする一方で、保健医療従事者等の指導者が活用する際の参考となるよう、科学的根拠に基づき解説を加える。

○指針の骨格となる健康づくりのために望ましい食事については、「日本人の食事摂取基準(2005年版)」及び「食事バランスガイド」＊を基本とし、「妊産婦のための食事バランスガイド」の提示に向けて検討を行う。

　＊健康な成人が摂取すべきエネルギーや栄養素量に基づき、食事の望ましい組合せや量をわかりやすくイラストで示したものであり、平成17年に厚生労働省及び農林水産省で決定。

○妊娠期における望ましい体重増加量については、各種調査研究結果から、非妊娠時の体格及び妊娠中の体重増加量と、出生児の体重及び妊娠高血圧症候群（妊娠中毒症）、帝王切開、分娩時大量出血などの状況との関連を分析し、検討を行うとともに、別途解説を加える。

⑵ 「妊産婦のための食生活指針」の内容について

○指針については、妊産婦が注意すべき食生活上の課題を明らかにした上で、妊産婦に必要とされる食事内容とともに、妊産婦の生活全般、からだや心の健康にも配慮し、9項目から構成。

○健康づくりのために望ましい食事については、なにをどれだけ食べたらよいかをわかりやすくイラストで示した「食事バランスガイド」に、妊娠期・授乳期に付加すべき（留意すべき）事項を加えた「妊産婦のための食事バランスガイド」を作成。

○妊娠期における望ましい体重増加量については、「妊娠期の至適体重増加チャート」として、非妊娠時の体格区分別に「妊娠全期間を通しての推奨体重増加量」及び「妊娠中期から末期における1週間あたりの推奨体重増加量」を作成。

⑶ 「妊産婦のための食生活指針」の普及啓発について

○保健医療従事者等の指導者向けに、解説を加えた報告書を作成するとともに、妊産婦の方々向けに、リーフレットを作成。

○これらについては、地方公共団体及び関係団体に送付するとともに、厚生労働省及び「健やか親子21」等のホームページにおいて情報提供を行う。

「妊産婦のための食生活指針」の項目

・妊娠前から、健康なからだづくりを
妊娠前にやせすぎ、肥満はありませんか。健康な子どもを生み育てるためには、妊娠前からバランスのよい食事と適正な体重を目指しましょう。

・「主食」を中心に、エネルギーをしっかりと
妊娠期・授乳期は、食事のバランスや活動量に気を配り、食事量を調節しましょう。また体重の変化も確認しましょう。

・不足しがちなビタミン・ミネラルを、「副菜」でたっぷりと
緑黄色野菜を積極的に食べて葉酸などを摂取しましょう。特に妊娠を計画していたり、妊娠初期の人には神経管閉鎖障害発症リスク低減のために、葉酸の栄養機能食品を利用することも勧められます。

・からだづくりの基礎となる「主菜」は適量を
肉、魚、卵、大豆料理をバランスよくとりましょう。赤身の肉や魚などを上手に取り入れて、貧血を防ぎましょう。ただし、妊娠初期にはビタミンAの過剰摂取に気をつけて。

・牛乳・乳製品などの多様な食品を組み合わせて、カルシウムを十分に
妊娠期・授乳期には、必要とされる量のカルシウムが摂取できるように、偏りのない食習慣を確立しましょう。

・妊娠中の体重増加は、お母さんと赤ちゃんにとって望ましい量に
体重の増え方は順調ですか。望ましい体重増加量は、妊娠前の体型によっても異なります。

・母乳育児も、バランスのよい食生活のなかで
母乳育児はお母さんにも赤ちゃんにも最良の方法です。バランスのよい食生活で、母乳育児を継続しましょう。

・たばことお酒の害から赤ちゃんを守りましょう
妊娠・授乳中の喫煙、受動喫煙、飲酒は、胎児や乳児の発育、母乳分泌に影響を与えます。禁煙、禁酒に努め、周囲にも協力を求めましょう。

・お母さんと赤ちゃんの健やかな毎日は、からだと心にゆとりのある生活から生まれます。
赤ちゃんや家族との暮らしを楽しんだり、毎日の食事を楽しむことは、からだと心の健康につながります。

116

妊産婦のための食事バランスガイド

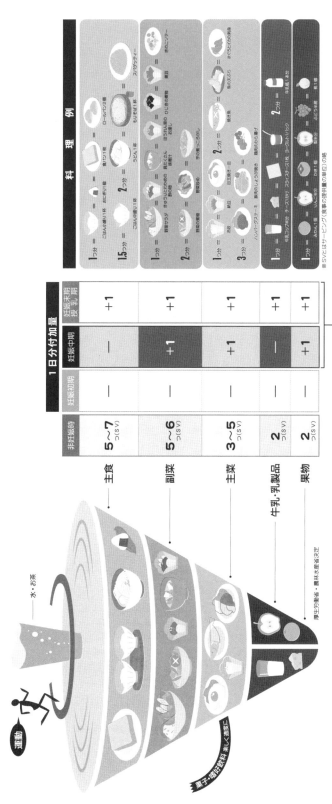

このイラストの料理例を組み合わせるとおおよそ2,200kcal。非妊娠時・妊娠初期（20〜49歳女性）の身体活動レベル「ふつう（Ⅱ）」以上の1日分の適量を示しています。

食塩・油脂については料理の中に使用されているものであり、「コマ」のイラストとして表現されていませんが、実際の食事選択の場面で表示される際には食塩相当量や脂質も合わせて情報提供されることが望まれます。

厚生労働省及び農林水産省が食生活指針を具体的な行動に結びつけるものとして作成・公表した「食事バランスガイド」（2005年）に、食事摂取基準の妊娠期・授乳期の付加量を参考に一部加筆

妊娠期の至適体重増加チャート

体格区分別　妊娠全期間を通しての推奨体重増加量

体格区分	推奨体重増加量
低体重（やせ）：BMI18.5未満	9〜12kg
ふ　つ　う：BMI18.5以上25.0未満	7〜12kg [#1]
肥　　　満：BMI25.0以上	個別対応 [#2]

・体格区分は非妊娠時の体格による。
・BMI（Body Mass Index）：体重(kg)/身長(m)^2
[#1] 体格区分が「ふつう」の場合、BMIが「低体重（やせ）」に近い場合には推奨体重増加量の上限側に近い範囲を、「肥満」に近い場合には推奨体重増加量の下限側に低い範囲を推奨することが望ましい。
[#2] BMIが25.0をやや超える程度の場合は、おおよそ5kgを目安とし、著しく超える場合には、他のリスク等を考慮しながら、臨床的な状況を踏まえ、個別に対応していく。

体格区分別　妊娠中期から末期における1週間あたりの推奨体重増加量

体格区分	1週間あたりの推奨体重増加量
低体重（やせ）：BMI18.5未満	0.3〜0.5kg／週
ふ　つ　う：BMI18.5以上25.0未満	0.3〜0.5kg／週
肥　　　満：BMI25.0以上	個別対応

・体格区分は非妊娠時の体格による。
・BMI（Body Mass Index）：体重(kg)/身長(m)^2
・妊娠初期については体重増加に関する利用可能なデータが乏しいことなどから、1週間あたりの推奨体重増加量の目安を示していないため、つわりなどの臨床的な状況を踏まえ、個別に対応していく。

日本人の食事摂取基準（2010年版）の改定を踏まえた「食事バランスガイド」の変更点について

この「食事バランスガイド」は、日本人の食事摂取基準(2005年度版)の数値を参照して作成されたものですが、今般、日本人の食事摂取基準(2010年度版)が策定されたことを踏まえ、「日本人の食事摂取基準」活用検討会報告書(平成22年3月30日付け健習0330発第1号)が取りまとめられました。
　同報告書における「食事バランスガイド」の見直しの必要性の検証の結果を踏まえ、厚生労働省及び農林水産省においては、「食事バランスガイド」の活用に関する作業部会における検討を経て、「食事バランスガイド」の一部を下記のとおり変更することとしました。

日本人の食事摂取基準(2010年版)の改定を踏まえた「食事バランスガイド」の変更点について
http：//www.mhlw.go.jp/bunya/kenkou/balancsguide-henkou.html

10.「授乳・離乳の支援ガイド」(2019年改定版)の概要

1．背景

○本ガイドについては、授乳及び離乳の望ましい支援の在り方について、妊産婦や子どもに関わる保健医療従事者を対象に、所属する施設や専門領域が異なっても、基本的事項を共有し一貫した支援を進めるために、平成19年3月に作成。

○本ガイドの作成から約10年が経過するなかで、科学的知見の集積、育児環境や就業状況の変化、母子保健施策の充実等、授乳及び離乳を取り巻く社会環境等の変化がみられたことから、有識者による研究会を開催し、本ガイドの内容の検証及び改定を検討。

2．ガイドの基本的な考え方

(1) 授乳及び離乳を通じた<u>育児支援の視点を重視</u>。親子の個別性を尊重するとともに、近年ではインターネット等の様々な情報がある中で、慣れない授乳及び離乳において生じる不安やトラブルに対し、母親等の気持ちや感情を受けとめ、寄り添いを重視した支援の促進。

(2) 妊産婦や子どもに関わる<u>多機関、多職種の保健医療従事者</u>※が授乳及び離乳に関する<u>基本的事項を共有</u>し、妊娠中から離乳の完了に至るまで、支援内容が異なることのないよう<u>一貫した支援を推進</u>。

※医療機関、助産所、保健センター等の医師、助産師、保健師、管理栄養士等

3．改定の主なポイント

(1) 授乳・離乳を取り巻く最新の科学的知見等を踏まえた適切な支援の充実

食物アレルギーの予防や母乳の利点等の乳幼児の栄養管理等に関する最新の知見を踏まえた支援の在り方や、新たに流通する乳児用液体ミルクに関する情報の記載。

(2) 授乳開始から授乳リズムの確立時期の支援内容の充実

母親の不安に寄り添いつつ、母子の個別性に応じた支援により、授乳リズムを確立できるよう、子育て世代包括支援センター等を活用した継続的な支援や情報提供の記載。

(3) 食物アレルギー予防に関する支援の充実

従来のガイドでは参考として記載していたものを、近年の食物アレルギー児の増加や科学的知見等を踏まえ、アレルゲンとなりうる食品の適切な摂取時期の提示や、医師の診断に基づいた授乳及び離乳の支援について新たな項目として記載。

(4) 妊娠期からの授乳・離乳等に関する情報提供の在り方

妊婦健康診査や両親学級、3〜4か月健康診査等の母子保健事業等を活用し、授乳方法や離乳開始時期等、妊娠から離乳完了までの各時期に必要な情報を記載。

	離乳の開始 ➡ 離乳の完了			
	以下に示す事項は、あくまでも目安であり、子どもの食欲や成長・発達の状況に応じて調整する。			
	離乳初期 生後5〜6か月頃	離乳中期 生後7〜8か月頃	離乳後期 生後9〜11か月頃	離乳完了期 生後12〜18か月頃
食べ方の目安	○子どもの様子をみながら1日1回1さじずつ始める。 ○母乳や育児用ミルクは飲みたいだけ与える。	○1日2回食で食事のリズムをつけていく。 ○いろいろな味や舌ざわりを楽しめるように食品の種類を増やしていく。	○食事リズムを大切に、1日3回食に進めていく。 ○共食を通じて食の楽しい体験を積み重ねる。	○1日3回の食事リズムを大切に、生活リズムを整える。 ○手づかみ食べにより、自分で食べる楽しみを増やす。
調理状態	なめらかにすりつぶした状態	舌でつぶせる固さ	歯ぐきでつぶせる固さ	歯ぐきで噛める固さ
1回当たりの目安量				
Ⅰ 穀類（g）	つぶしがゆから始める。 すりつぶした野菜等も試してみる。 慣れてきたら、つぶした豆腐・白身魚・卵黄等を試してみる。	全がゆ 50〜80	全がゆ 90〜軟飯80	軟飯90〜 ご飯80
Ⅱ 野菜・果物（g）		20〜30	30〜40	40〜50
Ⅲ 魚（g）		10〜15	15	15〜20
又は肉（g）		10〜15	15	15〜20
又は豆腐（g）		30〜40	45	50〜55
又は卵（個）		卵黄1〜 全卵1／3	全卵1／2	全卵 1／2〜2／3
又は乳製品（g）		50〜70	80	100
歯の萌出の目安		乳歯が生え始める。	1歳前後で前歯が 8本生えそろう。	離乳完了期の後半頃に奥歯（第一乳臼歯）が生え始める。
摂食機能の目安	口を閉じて取り込みや飲み込みが出来るようになる。	舌と上あごで潰していくことが出来るようになる。	歯ぐきで潰すことが出来るようになる。	歯を使うようになる。

※衛生面に十分に配慮して食べやすく調理したものを与える

11．少子化社会対策大綱（概要）

〔平成27年 3 月20日閣議決定〕

～結婚、妊娠、子供・子育てに温かい社会の実現をめざして～

○**少子化社会対策基本法**に基づく**総合的かつ長期的な少子化に対処するための施策の指針**
○平成27年 3 月20日閣議決定（平成16年、22年に続き、今回は 3 回目）
<少子化社会対策基本法>（平成15年法律第133号）
（施策の大綱）
第 7 条　政府は、少子化に対処するための施策の指針として、総合的かつ長期的な少子化に対処するための施策の大綱を定めなければならない。

Ⅰ　はじめに

○少子化は、**個人・地域・企業・国家に至るまで多大な影響**。社会経済の根幹を揺るがす危機的状況
○少子化危機は、解決不可能な課題ではなく、**克服できる課題**
○直ちに集中して取り組むとともに、**粘り強く少子化対策を推進**
○**結婚、妊娠、子供・子育てに温かい社会の実現**に向けて、**社会全体で行動を起こすべき**

Ⅱ　基本的な考え方　～少子化対策は新たな局面に～

(1)　結婚や子育てしやすい環境となるよう、**社会全体を見直し、これまで以上に対策を充実**
(2)　**個々人が結婚や子供についての希望を実現できる社会をつくる**ことを基本的な目標
　　※個々人の決定に特定の価値観を押し付けたり、プレッシャーを与えたりすることがあってはならないことに留意
(3)　「結婚、妊娠・出産、子育ての**各段階に応じた切れ目のない取組**」と「**地域・企業など社会全体の取組**」を両輪として、きめ細かく対応
(4)　今後 5 年間を「**集中取組期間**」と位置づけ、Ⅲで掲げる**重点課題**を設定し、政策を**効果的かつ集中的に投入**
(5)　**長期展望**に立って、**子供への資源配分を大胆に拡充**し、継続的かつ総合的な対策を推進

Ⅲ　重点課題

1．子育て支援施策を一層充実

〇「子ども・子育て支援新制度」の円滑な実施
- ・財源を確保しつつ、「量的拡充」と「質の向上」
- ・都市部のみならず、地域の実情に応じた子育て支援に関する施設・事業の計画的な整備
- ⇒27年4月から施行。保育の受け皿確保等による「量的拡充」と保育士等の処遇改善等による「質の向上」
- ⇒地域のニーズに応じて、利用者支援事業、地域子育て支援拠点、一時預かり、多様な保育等を充実
- ⇒今後さらに「質の向上」に努力

〇待機児童の解消
- ・「待機児童解消加速化プラン」「保育士確保プラン」
- ⇒認定こども園、保育所、幼稚園等を整備し、新たな受け入れを大胆に増加。処遇改善や人材育成を含めた保育士の確保
- ⇒29年度末までに待機児童の解消をめざす

〇「小1の壁」の打破
- ・「放課後子ども総合プラン」
- ⇒小3までから小6までに対象が拡大された放課後児童クラブを、31年度末までに約30万人分整備

2．若い年齢での結婚・出産の希望の実現

〇経済的基盤の安定
- ・若者の雇用の安定
- ⇒若者雇用対策の推進のための法整備等
- ・高齢世代から若者世代への経済的支援促進
- ⇒教育に加え、結婚・子育て資金一括贈与非課税制度創設
- ・若年者や低所得者への経済的負担の軽減

〇結婚に対する取組支援
- ・自治体や商工会議所による結婚支援
- ⇒適切な出会いの機会の創出・後押しなど、自治体や商工会議所等による取組を支援

3．多子世帯へ一層の配慮

〇子育て・保育・教育・住居などの負担軽減
- ⇒幼稚園、保育所等の保育料無償化の対象拡大等の検討や保育所優先利用

〇自治体、企業、公共交通機関などによる多子世帯への配慮・優遇措置の促進
- ⇒子供連れにお得なサービスを提供する「子育て支援パスポート事業」での多子世帯への支援の充実の促進

4．男女の働き方改革

〇男性の意識・行動改革
- ・長時間労働の是正
- ⇒長時間労働の抑制等のための法整備、「働き方改革」
- ・人事評価の見直しなど経営者等の意識改革
- ⇒部下の子育てを支援する上司等を評価する方策を検討
- ・男性が出産直後から育児できる休暇取得
- ⇒企業独自の休暇制度導入や育休取得促進

〇「ワークライフバランス」・「女性の活躍」
- ・職場環境整備や多様な働き方の推進
- ⇒フレックスタイム制の弾力化、テレワークの推進
- ・女性の継続就労やキャリアアップ支援
- ⇒「女性活躍推進法案」

5．地域の実情に即した取組強化

〇地域の「強み」を活かした取組
- ・地域少子化対策強化交付金等により取組支援
- ・先進事例を全国展開

〇「地方創生」と連携した取組
- ・国と地方が緊密に連携した取組

Ⅳ　きめ細かな少子化対策の推進

1．各段階に応じた支援

〇結婚
・ライフデザインを構築するための情報提供
⇒結婚、子育て等のライフイベントや学業、キャリア形成など人生設計に資する情報提供やコンサル支援

〇妊娠・出産
・「子育て世代包括支援センター」の整備
⇒妊娠期から子育て期にわたるまでの総合的な相談支援を提供するワンストップ拠点を整備し、切れ目のない支援を実施
・産休中の負担軽減
⇒出産手当金による所得補償と社会保険料免除
・産後ケアの充実
⇒産後ケアガイドラインの策定検討
・マタニティハラスメント・パタニティハラスメントの防止　⇒企業への指導の強化・徹底
・周産期医療の確保・充実等

〇子育て
・経済的負担の緩和
⇒幼児教育の無償化の段階的実施

・三世代同居・近居の促進
・小児医療の充実
・地域の安全の向上
⇒子供の事故や犯罪被害防止
・障害のある子供、貧困の状況にある子供など様々な家庭・子供への支援
⇒障害のある子供への支援、子供の貧困対策、ひとり親家庭支援、児童虐待防止

〇教育
・妊娠や出産に関する医学的・科学的に正しい知識の教育
⇒教材への記載と教職員の研修

〇仕事
・正社員化の促進や処遇改善
・ロールモデルの提示
⇒就労する・しない、子供を持ちながら働き続ける、地域で活躍を続ける等のロールモデルの提示
・「地方創生」と連携した地域の雇用創出

2．社会全体で行動し、少子化対策を推進

〇結婚、妊娠、子供・子育てに温かい社会づくり
・マタニティマーク、ベビーカーマークの普及
・子育て支援パスポート事業の全国展開

〇企業の取組
・企業の少子化対策や両立支援の取組の「見える化」と先進事例の情報共有
⇒次世代育成支援対策推進法に基づく行動計画の策定促進
・表彰やくるみんマーク普及によるインセンティブ付与

Ⅴ　施策の推進体制等

〇国の推進体制　・内閣総理大臣を長とする「少子化社会対策会議」を中心に、「まち・ひと・しごと創生本部」と連携しつつ、政府一体で推進

〇施策の検証・評価　・数値目標を設定
・自治体・企業も対象とする検証評価の方策を検討

〇大綱の見直し　・おおむね5年後を目途に見直し

基 本 目 標

個々人が希望する時期に結婚でき、かつ、希望する子供の数と生まれる子供の数との乖離をなくしていくための環境を整備し、国民が希望を実現できる社会をつくる

主 な 施 策 の 数 値 目 標（2020年）

子育て支援

- □認可保育所等の定員： **267万人**（2017年度）　　　　（234万人（2014年4月））
  - ⇒待機児童 **解消**をめざす（2017年度末）　（21,371人（2014年4月））
- □放課後児童クラブ： **122万人**　　　　　　　　（94万人（2014年5月））
  - ⇒待機児童 **解消**をめざす（2019年度末）　（9,945人（2014年5月））
- □地域子育て支援拠点事業： **8,000か所**　　　　　（6,233か所（2013年度））
- □利用者支援事業： **1,800か所**　　　　　　　　（291か所（2014年度））
- □一時預かり事業： **延べ1,134万人**　　　　　　（延べ406万人（2013年度））
- □病児・病後児保育： **延べ150万人**　　　　　　（延べ52万人（2013年度））
- □養育支援訪問事業： **全市町村**　　　　　　　　（1,225市町村（2013年4月））
- □子育て世代包括支援センター： **全国展開**　支援ニーズの高い妊産婦への支援実施の割合 **100%**

男女の働き方改革（ワークライフバランス）

- ■男性の配偶者の出産直後の休暇取得率： **80%**（－）
- □第1子出産前後の女性の継続就業率： **55%**（38.0%（2010年））
- □男性の育児休業取得率： **13%**（2.03%（2013年度））

教育

- ■妊娠・出産に関する医学的・科学的に正しい知識についての理解の割合： **70%**（34%（2009年））
  - （注）先進諸国の平均は約64%

結婚・地域

- ■結婚・妊娠・出産・子育ての各段階に対応した
  - 総合的な少子化対策を実施している地方自治体数： **70%以上の市区町村**
    - （243市区町村（約14%）（2014年末））

企業の取組

- ■子育て支援パスポート事業への協賛店舗数： **44万店舗**（22万店舗(2011年)）

結婚、妊娠、子供・子育てに温かい社会

- ■結婚、妊娠、子供・子育てに温かい社会の実現に向かっていると考える人の割合： **50%**
  - （19.4%(2013年度)）

■は新規の目標

12.「母子健康手帳に関する検討会」報告書

〔平成23年11月4日〕

はじめに

　母子健康手帳は、昭和17年の妊産婦手帳に始まる長い歴史を有する母子保健の基本的な政策手段として、妊産婦、乳幼児をもつ保護者、保健医療関係者を始めとする多くの国民に親しまれてきた。昭和40年に母子保健法に基づく母子健康手帳となってからは概ね10年ごとに社会情勢や保健医療福祉制度の変化、乳幼児身体発育曲線の改訂等を踏まえて様式の改正を行ってきた。

　我が国の母子保健は世界最高水準にあるが、昨今は、35歳以上の妊娠・出産や低出生体重児の増加、生殖補助医療による出生の増加などに加え、子育て環境の変化や児童虐待の増加等の社会情勢の変化が認められる。こうした変化を踏まえ、今後の母子健康手帳及び母子保健施策のあり方について検討を行うために、「母子健康手帳に関する検討会」が設置された。

　検討会では、母子健康手帳に関わる様々な関係者が一堂に会し、9月14日、10月7日、10月31日の3回にわたり、母子保健の現状と母子健康手帳に関する最近の研究成果を確認した上で、主要な論点について議論し、今後の母子健康手帳のあり方等について以下のとおり取りまとめたので、報告する。

１．全体的な事項

１）母子健康手帳の名称

　母子健康手帳については、母子保健法第16条において、妊産婦、乳児及び幼児に対する健康診査及び保健指導の記録を行うことが規定されている。当事者が主体となって健康記録を所持・記載することで、妊産婦・乳幼児を必要な保健医療支援等に結び付けるとともに、当事者自身による妊産婦・乳幼児の健康管理を促す重要な手段となっている。

　妊産婦、乳幼児は急激に健康状態が悪化することがあり、また乳幼児にとっては、この時期の健康が生涯にわたる健康づくりの基盤となることから、特に保健上の配慮を要する集団であることは現代においても変わりはない。父親の育児参加を促すために親子健康手帳等への名称変更が有効との意見があったが、妊産婦及び乳幼児の健康の保持及び増進の重要性という観点から、母子健康手帳の名称は変更しないことが適当と考える。なお、父親の育児参加を促進するためには、父親にも記入しやすい欄を設ける等の工夫を行うことが望ましい。

２）母子健康手帳の記載対象年齢

　母子健康手帳については、母子保健法上、妊産婦、乳児及び幼児の健康診査及び保健指導の記録を行うことが規定されている。

　法の趣旨に鑑みれば、母子健康手帳の記載対象年齢については、小学校就学前までの子どもに限られるが、子どもの発達に切れ目はないことから、「妊娠・新生児・乳幼児・学童期にいたる継続性」についても配慮し、適切な情報提供を行うことが望まれる。

125

3）任意様式のあり方

　母子健康手帳の記載内容については、手帳交付事務が市町村に移譲された平成3年から、医学的記録及び保護者の記録については省令様式で定め、行政情報、保健育児情報等については省令で記載項目のみを定め、その具体的内容は市町村に委ねることとされた（いわゆる任意様式）。

　任意様式の作成例を示す母子保健課長通知については、頻回に改正が行われ、平成3年当初から22ページ増加し、情報量が多すぎること、適時の更新が課題となっている。一方、母子保健・子育てに係る情報については、母子健康手帳副読本や各市町村の子育て情報誌、民間雑誌やウェブサイト等でも情報提供がなされている。

　母子健康手帳は、堅牢性を確保するため、ミシン綴じによる製本を推奨しており、現行の大きさでは、既に分量（100ページ程度）は限界に達しており、これ以上情報を追加することは困難であることを踏まえ、任意様式のあり方について検討を行った。

　任意様式の分冊化については、追加的な費用がかかることや、健診等での保護者の持参忘れが懸念されることなどから、実施が困難と考えられた。

　母子健康手帳全体の分量の制約の中で、省令様式の分量が増加する場合、任意様式の簡略化を行う必要があるが、制度、予防接種、注意事項、健康保持のために最低限必要な知識等については引き続き情報提供することが適当である。また、母子健康手帳で情報のURLを紹介すること、新たな情報についてはウェブサイト等で効率的に提供を行うことも考えられる。

　なお、いくつかの市町村では省令様式と任意様式の混在化などの様式の改編が行われているが、母子健康手帳の役割及び全国一律の省令様式の意義を考えれば、望ましくない（省令様式を変更せずに、任意様式の充実を図ることは問題ない）。

2．個別の事項

1）妊娠経過の記載欄の拡充

　近年の高齢妊娠や合併症妊娠などのハイリスク妊娠の増加、妊産婦の安全に関する意識や状況の変化、妊婦健康診査の充実（公費負担の対象となる健康診査の回数が5回から14回に増えるとともに、HTLV-1抗体検査や性器クラミジア検査等の検査項目の追加が行われた）を踏まえ、妊娠経過に関する記載欄を拡充することが適当であり、全体の分量を考慮しつつ、妊娠・分娩のリスクについて、高齢妊娠や喫煙、基礎疾患への注意などを記載することが必要である。なお、妊婦自身による「リスク自己評価」の導入についても議論を行ったが、評価の手法としての成熟度や実施体制の地域格差などの問題があり、導入は困難と考えられる。また、陣痛促進剤のリスクについては、関係学会で妊産婦に対する説明と同意の推進等が図られていることから、薬の一般的な注意に加えて特記する必要性は低いと考えられる。

　その他、①胎児発育曲線、②感染症検査結果、③妊婦健康診査及び超音波検査結果、④妊産婦自身による記録の充実については、以下のとおりと考えられた。

　　①胎児発育曲線については、乳幼児身体発育曲線のように国の統計調査に基づいたも

のではないが、日本超音波医学会及び日本産科婦人科学会によって標準化された計
測法による基準値に基づき作成※されており、会員等への周知が図られ一般化され
ている。胎児発育曲線を母子健康手帳に掲載し、そこに胎児の推定体重を記入する
ことで、胎児の状態の把握、母性の涵養に資することが期待されるが、胎児の推定
体重の意義に関する一般の理解や、市町村における相談対応等の課題があることか
ら、希望する市町村が導入できるよう任意様式に位置づけることが適当である。

※文献

　・日本超音波医学会:「超音波胎児計測の標準化と日本人の基準値」の公示について. 超
　　音波医学2003；30；J415-J440

　・日本産科婦人科学会周産期委員会提案：超音波胎児計測の標準化と日本人の基準値. 日
　　本産科婦人科学会誌2005；57；92-117

②感染症検査については、検査の促進を図るために、公費負担の対象として追加され
　た検査項目についても、実施の有無を記録できるよう省令に記入欄を追加する必要
　がある。なお、医療機関において検査結果を記入する場合には、個人情報保護の観
　点から妊婦本人の了解が必要であることに留意する必要がある。また記入しない場
　合でも、医療機関から検査結果の複写を配布する等の工夫をすることが望ましい。

③妊婦健康診査については、近年の妊婦健康診査の公費負担回数の充実に対応するよ
　う、記録欄を増やす必要がある。また、妊婦健康診査においては、標準的に超音波
　検査を4回実施していることから、その他の検査の記録欄に超音波検査結果を記入
　できるようにするなど充実を図ることが適当である。なお、妊婦健康診査の記録に
　ついては、全経過を見開き2ページで一覧できることが望ましい。

④妊産婦自身による記録の充実については、育児支援等の観点から、全体の分量を考
　慮しつつ、妊産婦や父親等が自由に記入できる欄を増やすことが適当である。

2）乳幼児身体発育曲線

　子どもの現況を反映する曲線として、平成22年乳幼児身体発育調査に基づく乳幼児の身
体発育曲線（身長、体重、頭囲）と幼児の身長体重曲線を母子健康手帳に掲載することが
適当である。

3）成長発達の確認方法

　乳幼児健康診査における乳幼児の成長発達の確認は、「乳幼児に対する健康診査の実施
について（平成10年4月8日児発第285号厚生省児童家庭局長通知)」の乳幼児健康診査実
施要綱において、母子健康手帳の保護者の記録（成長発達の確認項目）を参考とし、発達
状況等を確認するとともに、実施した健康診査の結果について同手帳に記入するとされて
いる。

　この成長発達の確認項目が、ある時点の「できる」「できない」を回答する形式となっ
ていることについては、情報として正確である一方、発達が定型より遅れがちな子どもを
もつ保護者等に負担となるという問題がある。現行様式においても、「できた時点」を記
載する欄も一部あることから、乳幼児健康診査の際に支障がない範囲で、可能な項目につ

いては達成時期を記載する項目にするなど、工夫を行うことが適当である。

4）便カラーカードの利用

　現行の母子健康手帳では、1か月児の保護者の記録の頁に、「便の色がうすい黄色、ク
リーム色、灰白色で、白目（しろめ）や皮膚が黄色〜黄緑色である場合は胆汁が流れにく
い状態が疑われるので、一日も早く、小児科医、小児外科医等の診察を受けて下さい。」
と便色への注意が促されているが、便色調の見本がない。

　胆道閉鎖症等、生後1か月前後に便色の異常を呈する疾患は、早期発見・早期治療によ
り予後が改善する。早期発見のためには保護者が便色を参照できるものを日ごろから所持
することが有効であることから、便カラーカード※※※を母子健康手帳と一体的に利用でき
るようにすることが適当である。

　便カラーカードの導入に際しては、カードの色の品質管理の工夫や自治体及び医療機関
の相談対応のためのマニュアルの作成等により体制整備を図る必要がある。

　　　※※※文献
　　　・平成23年度厚生労働科学研究費補助金疾病・障害対策研究分野難治性疾患克服研究「新
　　　　生児・乳児胆汁うっ滞症候群の総括的な診断・治療に関する研究班」胆道閉鎖症等早期
　　　　発見のための便カラーカードに関する中間報告

5）予防接種記載項目の充実

　現行の母子健康手帳における予防接種の記載については、定期接種の記載欄が一連のも
のとなっていない。また、任意接種欄には、ワクチン名の記載はなく、空いている欄に随
時記載するようになっている。

　しかし、予防接種の重要性を考えると、定期接種の記載欄を一連の様式とし、任意接種
欄を充実することが適当である。また、予防接種の実施スケジュールを記載することが望
ましい。

3．母子健康手帳に関連する今後の課題について

1）母子健康手帳の交付

　母子健康手帳の交付時期については、妊娠11週未満での届出が平成21年度では86.9%と
徐々に増加してきている。しかし、妊娠の届出がない場合は、妊婦健康診査の未受診や飛
び込み分娩、出産後の子どもの虐待などにつながる可能性があるため、引き続き早期の届
出がなされるよう啓発に努めることが適当である。

　母子健康手帳の交付は、行政の母子保健担当者が妊産婦に接触する最初の機会であるこ
とから、保健師や助産師等が妊婦の健康面のみならず、社会経済的な状況についても十分
に把握し、適切な対応を行うことが望ましい。また、交付時や母親学級等の機会に、母子
健康手帳が妊産婦自身と子どもの健康管理を目的とすることや、その内容や使用法につい
ても伝えることが必要である。なお、母子健康手帳は、周産期の状況等世代間で共通する
情報や予防接種の記録を含むことから、長期間保管するとともに、成人時に保護者から子
どもに手渡すことも有意義である。

２）母子保健情報の提供

　母子健康手帳では、定型的な成長発達経過をとる子どもを中心とした記述とならざるを得ないが、低出生体重児や先天性の疾患を持つ子どもなどの育児に役立つ情報提供も求められている。ウェブサイト等で多様なニーズに応える情報を提供する方法等について、検討することが望ましい。

　母子健康手帳は、記載される情報の更新頻度や量に限界があり、ウェブサイト等の活用も含め、母子健康手帳に記載すべき情報と他の媒体による情報提供が可能な情報を整理し、母子保健情報の提供のあり方を検討する必要がある。

　また、健やかな妊娠、出産のためには、妊娠前からの準備や健康づくりも重要である。加齢と妊娠・出産のリスクや女性の生殖機能との関係、バランスのとれた食生活、母子感染の予防等の知識を、若い女性等に普及することが重要である。健康づくりのための既存の国民運動である「健康日本21」や「健やか親子21」とも協働しつつ、取組を進める必要がある。

３）健康診査等のデータの保存、管理、活用

　最近、妊婦健康診査等の記録を電子化し、厳重なセキュリティ管理のもとに地域（当事者、医療機関、自治体）で共有する試みが行われており、東日本大震災による紙記録の紛失時に有効であったと報告されている。また、母子保健施策の効果等について適切な評価を行い、根拠に基づく施策を実施するためにも、情報の活用は重要である。健康診査等の記録のデータ管理や活用のあり方については、今後、他制度の動向等も踏まえ検討を行うことが望ましい。

おわりに

　母子健康手帳は、妊娠、出産、乳幼児期の一貫した健康記録として、自らの健康管理に役立つとともに、子育て期の家族の重要な記録となる。また、この記録を参考として保健指導や健康診査が行われるなど、母子保健対策を進めていく上でも重要な意義がある。

　また、父親が母子の健康について理解を深め、乳幼児期から子育てに積極的に関わっていくために母子健康手帳を活用するという視点も重要である。

　検討会では、近年の社会的変化や母子保健の変化等を踏まえ、今後の母子健康手帳の方向性を取りまとめた。厚生労働省においては、本報告の考え方を踏まえ、母子健康手帳の具体的内容などの詳細を設計し、平成24年度から使用される母子健康手帳に反映していただきたい。今後とも、母子健康手帳が、妊産婦・乳幼児の健康管理、さらには子育て家庭への支援に大いに役立つとともに、母子保健に関する諸制度等の改定や医療を取り巻く状況の変化等に対応できるよう、必要に応じて適切な時期に見直されることが期待される。

「母子健康手帳に関する検討会」委員名簿　　　　　〔平成23年10月31日現在〕

	明石　都美	名古屋市中保健所所長
	出石　珠美	横須賀市こども育成部こども健康課中央健康福祉センター
	今村　定臣	日本医師会常任理事
	内山　寛子	ＪＲ東日本健康推進センター副所長
	海野　信也	北里大学医学部産婦人科教授
	榎本　　滋	日本歯科医師会理事
	小野　正恵	東京逓信病院小児科部長
	小原　聖子	ゆったりーの代表
	梶　　　忍	世田谷区烏山総合支所健康づくり課主査
	加藤　則子	国立保健医療科学院統括研究官
	田中　政信	東邦大学医療センター大森病院産婦人科教授
	藤内　修二	大分県福祉保健部健康対策課課長
	福井トシ子	日本看護協会常任理事
	渕元　純子	ふちもと助産院
	松平　隆光	医療法人秀志会松平小児科院長
○	柳澤　正義	日本子ども家庭総合研究所所長

(50音順、敬称略、○は座長)

「母子健康手帳に関する検討会」開催日程

第1回　平成23年9月14日（水）10：00～12：00

　　　○母子保健の現状と母子健康手帳について

　　　○母子健康手帳に関する最近の研究成果（ヒアリング）

　　　　・東京女子医科大学産婦人科学教室・母子総合医療センター　松田義雄

　　　　・大阪大学大学院人間科学研究科グローバル人間学専攻国際協力学

　　　　　NPO法人HANDS代表理事　中村安秀

　　　　・椙山女学園大学看護学部　中島正夫

第2回　平成23年10月7日（金）14：00～16：00

　　　○論点整理（案）について

第3回　平成23年10月31日（月）14：00～16：00

　　　○身体発育曲線について

　　　　・東邦大学医学部名誉教授　多田　裕

　　　○報告書（案）について

13.　不妊に悩む方への特定治療支援事業等のあり方に関する検討会報告書

〔平成25年8月23日〕

1.　はじめに

○近年、我が国においては、結婚年齢や妊娠・出産年齢が上昇しており、平成24年には、平均初婚年齢が男性30.8歳、女性29.2歳となり、第1子出産時の女性の平均年齢が30.3歳となっている。

○このような変化と医療技術の進歩に伴い、体外受精をはじめとする不妊治療を受ける方は年々増加してきており、体外受精・顕微授精（以下「特定不妊治療」という。）により出生した子の数は、全体の出生数の約3％（平成22年）を占めている。

○こうした状況の中、平成8年度には不妊に悩む方に対し専門的知識を有する医師等が相談支援を行う「不妊専門相談センター事業」が開始され、平成16年度には、不妊に悩む方の経済的負担の軽減を図ることを目的として、高額な特定不妊治療の治療費の一部を助成する「不妊に悩む方への特定治療支援事業」（以下「特定治療支援事業」という。）が創設された。特に、この特定治療支援事業については、助成件数が急増しており、事業創設当時（平成16年度）に約1万8千件であったものが、平成24年度には約13万5千件になっている。

○また、近年の結婚年齢の上昇等に伴い、特定不妊治療を受ける方の年齢も上昇している。一方で、一般的に、高年齢での妊娠・出産は、様々なリスクが高まるとともに、出産に至る確率も低くなることが医学的に明らかになっている。そのため、こうした最新の医学的知見も踏まえ、本人の身体的・精神的負担の軽減や、より安心・安全な妊娠・出産に資するという観点から、支援のあり方を検討することが必要である。

○こうした状況を踏まえ、年齢と出産率・出産リスクの関係についての普及啓発を推進するとともに、より安心・安全な妊娠・出産に資する観点から、より適切な特定治療支援事業のあり方等を検討するため、本年5月に本検討会が設けられた。

○検討に当たっては、まず、妊娠・出産に係る意思決定は、当事者が自らの意思で行うものであるという認識に立った上で、より安心・安全な妊娠・出産に資するために適切な支援のあり方を検討するものであることを確認した。

○また、
①希望する妊娠・出産を実現するためには、正確な情報が的確に提供されることが必要であり、国が医学的な情報を整理し、正確に国民に提供することが重要である。

②不妊治療は治療を受ける方にとって身体的・精神的な負担が大きく、不妊治療を受けるかどうか、妊娠・出産を経験するかどうかにかかわらず、悩みに応じた相談・支援を受けられるようにすることが重要である。

③支援のあり方の見直しについては、その内容と考え方を国民に丁寧に説明していくことが重要である。

といった認識に立って、検討を進めた。

○以上のような考え方の下、検討会内に設置したワーキング・グループにおける検討結果も踏まえつつ、計5回にわたり議論を重ね、今般、検討の結果をとりまとめた。

2．特定不妊治療をめぐる現状

(1)　結婚・出産の年齢の上昇等に伴う治療ニーズの増大と高年齢層の増加

○我が国の平均初婚年齢は上昇傾向が続いており、平成19年には男性が30.0歳、女性が28.2歳であったが、平成24年には、男性が30.8歳、女性が29.2歳となっている。また、出産時の女性の年齢についても上昇しており、平成24年には、第1子出産時の平均年齢が30.3歳となっている。

○こうした近年の結婚年齢、妊娠・出産年齢の上昇や、医療技術の進歩に伴い、特定不妊治療を受ける方の数が増加している。その年齢構成も年々変化しており、全体に占める40歳以上の方の割合は、平成20年の約32.1％から平成22年には約35.7％に増加している。

○また、治療ニーズの増大を背景に、特定治療支援事業の助成件数も急増している。事業創設当時（平成16年度）には約1万8千件であったが、平成24年度には約13万5千件となり、直近の平成23年度と比べても、約20％増えている。また、40歳以上の方の占める割合は、平成23年度の30.1％から平成24年度には32.7％と増えている。なお、平成23・24年度の助成実績を助成年数別に見ると、それぞれ1年目の方が49.9％と51.4％、2年目の方が28.6％と26.7％と、ともに2年目までの方が約8割を占めている。

○一方で、年齢が高くなるほど、流産、死産のほか、妊娠に伴う産科合併症として、妊娠高血圧症候群、前置胎盤等の女性や子どもの健康を害するリスクが高くなる傾向があるとともに、不妊治療を行ったとしても出産に至る確率が下がることが明らかになっている。しかしながら、不妊治療を受けた方の中には、こうした事実を知らなかったことなどから、妊娠・出産の時期を遅らせた結果、不妊治療を受けることになった方や、治療の開始が遅れてその効果が出にくくなった方もいると見られる。

(2)　医療機関における特定不妊治療の実施状況等

○特定不妊治療を実施している医療機関は、平成23年末現在で552施設である。また、特定治療支援事業の対象施設として都道府県知事等の指定を受けている医療機関は、平成25年2月現在で570施設となっている。

○特定不妊治療の実施状況等を見ると、医療機関ごとの差が大きい。

　例えば、実施件数については、552施設中、年間1,000件を超えるものが52施設ある一方で、0～10件の施設が61施設、11～50件の施設が88施設ある。人員についても、医師、看護師等の配置状況に差があり、特定治療支援事業の医療機関の指定要件（「母子保健医療対策等総合支援事業の実施について」（平成17年8月23日雇児発第0823001号厚生労働省雇用均等・児童家庭局長通知）別添3）において「配置すべき」とされている医師、看護師の人数に大きな差があるほか、「配置が望ましい」とされている職種のうち、治療を受ける方のケアに携わる、いわゆるコーディネーターやいわゆるカウンセラーの配

置がなされていない施設が、約半数を占める。医療安全管理体制については、ほとんど
の医療機関が医療安全管理のためのマニュアルの整備やインシデント事例等の報告制度
を設けているが、ごく一部、不十分な施設も見られる。また、特定不妊治療は自由診療
であるため、一部の医療機関では妊娠に至った場合の成功報酬を設定しているなど、医
療機関ごとにその報酬体系が異なる。

○こうした医療機関に関する情報については、特定不妊治療を希望する方の医療機関の選
択に資するものであり、多くの医療機関や地方自治体は、自主的にホームページ等にお
いて公表しているが、統一的なルールはなく、記載情報の種類等に差がある。

３．不妊治療に関する支援のあり方

(1) 検討の基本的な考え方

○妊娠・出産に係る意思決定、すなわち、子どもを産むのか産まないのか、いつ産むのか、
といった判断については、当事者である男女が自らの意思で行う事柄である。

○より安心・安全な妊娠・出産に資するため、不妊に悩む方々に対する公的支援について
も、こうした認識に立って、適切な支援のあり方を検討することが重要であり、また、
その基本的な考え方を整理し、これを国民に丁寧に説明し、共有することが重要である。

○このため、まず第一に、当事者である男女が希望する妊娠・出産を実現するために正確
な情報が的確に提供され、それを前提とした判断がなされるように、国が医学的な情報
を整理し、正確に国民に提供することが何より重要である。

○特に、不妊治療に関し、妊婦が高年齢になるほど母体と胎児に与えるリスクは増大する
一方、出産に至る確率は低下することや、不妊の原因が男性側にある場合も少なくない
といった医学的知見などについて、国が国民に対して正確に幅広く提供していくことが
必要である。

○また、不妊に悩む方々が、不妊治療を受けるかどうか、妊娠・出産を経験するかどうか
にかかわらず、その悩みに応じた相談・支援を受けられるようにすることも重要であ
る。妊娠や不妊治療に関する専門的な知識を有する医師等による専門的な相談を受けら
れるようにすることはもちろん、不妊治療は治療を受ける方にとって身体的・精神的な
負担が大きいことなども踏まえ、心理的な相談に対応できる専門家等による支援も必要
である。

○不妊治療に関する公的な助成のあり方を考えるに当たっては、関連する医学的知見を踏
まえ、より安心・安全な妊娠・出産に資する実施医療機関の指定要件や助成対象範囲の
あり方について、具体的な形を示し、その考え方とともに、国民に丁寧に説明していく
ことが重要である。また、その対象範囲は、あくまでも助成の対象とするかどうかであ
って、治療を受けるかどうか自体は当事者の選択によるものであり、こうした点につい
ても丁寧に説明していく必要がある。

○これらの点を踏まえ、下記(2)(3)に、支援の見直しの方向性を示した。

⑵　妊娠や不妊に関する知識の普及啓発、相談支援

1)　妊娠や不妊に関する知識の普及啓発

○希望する妊娠・出産を実現するためには、まず妊娠等に関する正確な知識を持つことが第一歩である。一方で、不妊治療を受けている方であっても、年齢と妊娠・出産のリスクの関係等について十分な知識を持っていない場合がある。そのため、男性も含め、こうした知識を広く普及し、啓発していくことが必要である。なお、特定不妊治療制度の助成範囲については後に述べるが、それとは別の問題として、妊娠等に関する知識のひとつとして、医学的には35歳くらいまでが妊娠等の適齢期であるという事実を周知することが必要である。また、40歳後半、又は50歳を超えて妊娠・出産した事例についての報道を通じて、誰もが年齢に関係なく不妊治療を行えば、妊娠・出産が可能であるといった誤った認識が広まっている面もあり、マスメディア等を通じた正確な情報の提供、普及啓発にも留意が必要である。

○妊娠等に関する知識の普及啓発に当たって、具体的には、厚生労働科学研究の取組等を参考に、関係学会や地方自治体、関係府省庁等と連携し、様々な方策により国民が分かりやすい形で普及啓発を図っていくことが適当である。こうした普及啓発は、現に妊娠・出産を考えている方に対して行うだけでなく、結婚前の段階から行うことも重要である。一方で、学校卒業後は、そうした情報が広く行き届きにくいと考えられるため、不妊専門相談センター等において講演会や学習会の開催などの取組を強化することが必要である。また、実際の不妊治療においては仕事との両立が課題になることがあることから、職場における適切な知識の普及や理解を促すことも重要である。

○さらに、学校教育（特に高校まで）を充実させることも重要である。現在も、妊娠可能性や不妊については、高等学校学習指導要領に基づき、受精、妊娠、出産とそれに伴う健康課題などについて理解できるようにすることとしており、引き続き、厚生労働省と文部科学省が連携して取組を進めていくことが必要である。

2)　不妊専門相談センター

○不妊治療を受ける方の増加に伴い、こうした方々に対する相談支援の重要性が高まっている。現在、全国の都道府県・指定都市・中核市（平成25年4月1日現在109か所）のうち61か所（平成24年度）で、不妊専門相談センターにおいて、専門的知識を有する医師等が医学的な相談や心の悩みの相談に応じるとともに、不妊治療に関する情報提供が行われているが、地方自治体によって、その取組内容に差が生じている。

○事業創設当時（平成8年度）は、現在ほど不妊治療が一般的でなかったこと、インターネットが普及していなかったこと、他の支援機関が不足していたこと等から、不妊治療の種類や医療機関等に関する基本的な情報提供や相談に対するニーズが一定程度あったものと考えられる。しかしながら、その後のインターネット環境の変化や民間の支援団体の増加等により、基本的な情報については、不妊治療を希望する方・受けている方自らが容易に得られるようになり、不妊専門相談センターで対応する必要性は低くなっていると考えられる。

○一方で、治療件数の増加に伴い、治療がうまくいかない場合の心の相談や、男性不妊への対応など、より専門的な相談支援へのニーズは高まっていると考えられる。また、働いている方は平日の日中は利用しづらいなど、より利用しやすい体制が求められている。そのため、こうした支援ニーズの変化を踏まえた改善が必要であり、また、一層の周知を図り、不妊に悩む方が相談しやすい環境づくりを進めていくことが必要である。併せて、専門的な相談への対応のためには、医療機関等との連携が不可欠であることから、その強化を図ることも必要である。

(3)　特定治療支援事業のあり方の見直し

1)　医療機関の指定要件

○治療を希望する方の視点に立ち、特定不妊治療の質を高める観点から、指定要件の厳格化が必要であるが、一方で、治療を受ける方の利便性を損なうことのないよう配慮する必要がある。

○具体的には、以下のとおりとすることが適当である。なお、専門資格を有する者の配置については「望ましい」としているが、今後の育成・確保の状況等を踏まえて、将来的には配置を義務とすることも検討すべきである。

　［医師］

・治療件数の多い施設は、特定不妊治療の質の向上を牽引すべき立場にあるとも言えることから、こうした施設における要件を厳格化することが適当である。

・そのため、年間採卵件数が100件以上の施設については、「日本生殖医学会認定生殖医療専門医がいることが望ましい」を要件に加える。ただし、今後の配置状況等を見ながら、義務化について改めて検討することが適当である。

　［看護師］

・看護師は、治療を受ける方と接する機会の多い職種であり、特定不妊治療においては専門的見地からのサポートが欠かせないことから、より高い専門性を持つ看護師の配置を求めていくことが適当である。一方で、専門資格を有する者の現在の配置状況を踏まえると、全ての施設に配置を求めることは現実的ではない。

・そのため、現行の「1名配置」に、「不妊治療に専任している者がいることが望ましい」を加えるとともに、年間治療件数が500周期以上の施設については、「日本看護協会認定の不妊症看護認定看護師又は母性看護専門看護師がいることが望ましい」を加える。

　［泌尿器科医師］

・男性不妊への対応のためには、泌尿器科医師との連携が必要であるが、実際に泌尿器科が配置されている施設は、病院で約半数、診療所は15%にとどまっている。また、特定不妊治療を実施している診療所で、泌尿器科が併設されている場合は少ないと考えられる。

・そのため、現行どおり「配置が望ましい」という要件を維持しながら、「日本生殖医学会認定生殖医療専門医が望ましい」ことを加える。なお、引き続き、精巣内精子生検採取法、精巣上体内精子吸引採取法等を実施する施設では、泌尿器科医師との緊密

な連携を取れるようにしておくことが重要である。

［胚を取り扱える技術者］

・胚培養は生命の萌芽を取り扱う業務であり、重要な位置を占めることを考慮すると、その技術者の配置を義務づけることが適当である。

・そのため、現行の「配置が望ましい」を「配置」とするとともに、医師でもよいことを明確化する。また、一定の専門性を確保するとともに、実施施設における業務の明確化を図り、より安全な実施体制を確保する観点から、年間採卵件数が100件以上の施設については、「実施責任者・実施医師と同一人でないことが望ましい」という要件を加える。

［いわゆるコーディネーター］

・いわゆるコーディネーターは、看護の側面から治療を受ける方を支援する重要な業務を担う存在であり、特に治療件数が多い医療機関においては、より高い専門性を確保していく必要がある。また、医療機関内において、医師等の複数の職種からなる生殖医療チーム内の調整も必要である。

・そのため、コーディネーターの役割として、「不妊治療を受ける患者への継続的な看護とともに生殖医療チーム内の調整を行う」ことを明確化する。

※年間治療件数が500周期以上の施設については、看護師の要件にあるとおり、日本看護協会認定の不妊症看護認定看護師又は母性看護専門看護師がいることが望ましいこととする。

［いわゆるカウンセラー］

・特定不妊治療においては、治療を受ける方の心理的負担が大きいこと、治療後の支援も大きな意味を持つことから、専門家の見地から、心理カウンセリングと遺伝カウンセリングの両面において治療を受ける方を支援できることが望ましい。一方で、心理カウンセリングと遺伝カウンセリングは、それぞれ異なる専門性が求められるものである。

・そのため、「患者（夫婦）の状態等に応じて、必要な心理カウンセリング及び遺伝カウンセリングが可能となるよう、配置した者の専門でない分野の経験を持つ者との連携体制を確保しておくことが望ましい。」を加える。

［その他］

・特定不妊治療は、生命の萌芽であるヒト精子・卵子・受精卵を取り扱う倫理的に重要な医療を行うものであることから、倫理委員会については、引き続き、設置することが望ましいこととする。

・医療安全管理体制の整備は極めて重要であることから、日本産科婦人科学会の基準と同様に、「体外における配偶子・受精卵の操作に当たっては、安全確保の観点から、必ずダブルチェックを行う体制を構築すること」「ダブルチェックは、実施責任者の監督下に、医師・看護師・胚を取り扱える技術者（いわゆる胚培養士・エンブリオロジスト）のいずれかの職種の職員が2名以上で行うこと（医師については実施責任者

と同一人でも可）」等を加える。

2)　特定治療支援事業の対象範囲

①見直しの視点

○3⑴でも述べたとおり、子どもを産むのか産まないのか、いつ産むのか、といった判断については、当事者である男女が自らの意思で行う事柄である。不妊治療に取り組むかどうかについても同様であり、より安心・安全な妊娠・出産に資するため、不妊に悩む方々に対する公的支援についても、こうした認識に立ち、適切な支援のあり方を検討することが重要である。

○加えて、特定治療支援事業は公費による助成事業であることから、公平性・透明性を確保するとともに、国民の理解を得られる仕組みとすることが必要である。

○こうした前提を踏まえると、特定治療支援事業の対象範囲については、

ア）妊娠・出産に伴うリスクが相対的に少ない年齢、また、治療を行った場合に、出産に至る確率のより高い年齢に、必要な治療を受け、妊娠・出産の希望を叶えることが出来るようにすることが重要である

イ）特定不妊治療は、長期間にわたり不妊治療を繰り返すことによる身体面・精神面への負担に配慮することも重要である

という視点から、見直しを行うことが必要である。

○なお、特定治療支援事業の対象範囲は、あくまでも国等が公費によって助成を行う範囲であって、治療を受けること自体は当事者の選択によるものである。

○本検討会では、これらの視点に基づき、以下の4項目について検討を行った。

ア）助成対象年齢（現在は条件なし）

イ）年間助成回数（現在は年2回まで（初年度は3回まで））

ウ）通算助成回数（現在は10回まで）

エ）通算助成期間（現在は5年間）

②助成対象年齢

○本検討会では、年齢別の妊娠・出産に伴う様々なリスク等について、分析・評価を行った。その結果、加齢とともに、妊娠・出産に至る可能性は低下し、かつ、特に30歳代後半以降では、女性や子どもへの健康影響等のリスクは上昇する傾向があることが確認された。

（女性の年齢と不妊治療の実績）

・特定不妊治療を行った場合の流産率は、40歳では3回に1回以上、43歳では2回に1回以上が流産となる。

・生産分娩率（1回の治療で出産に至る確率）については、32歳くらいまでは概ね5回に1回の割合で推移しているが、30歳代半ば以降徐々に低下し、39歳には10回に1回、43歳には50回に1回、45歳以上では100回に1回に満たない。

（女性の年齢と妊娠・出産に伴うリスク）

※発症頻度の高い8つの産科合併症（早産、前期破水、絨毛膜羊膜炎、切迫早産、子宮

頸管無力症、前置胎盤、常位胎盤早期剥離、妊娠高血圧症候群）を対象。

・前期破水、絨毛膜羊膜炎、切迫早産の３つの疾患については、10代が最も高く、その後、加齢とともにその発症頻度が低下する傾向が認められた。その主な理由としては、子宮の機能の未熟性や、性生活の活動性や適切な感染予防策を講じないことによる感染症の増加といったことが原因と考えられる。

・一方、前置胎盤、常位胎盤早期剥離、妊娠高血圧症候群の３つの疾患については、加齢とととともにその発症頻度が直線的に上昇し、加齢そのものが影響する疾患と考えられる。

・５歳ごとの相対リスクを評価したところ、妊娠高血圧症候群と前置胎盤は、40歳以上で20～34歳の女性の２倍以上のリスクとなる。

・特に、妊娠高血圧症候群について１歳ごとの相対リスクを評価したところ、40歳以上では、急峻に発症が増加し、43歳以上では30歳の２倍以上のリスクとなる。

（女性の年齢と子どもの染色体異常の頻度）

・海外の研究報告によれば、女性の年齢とともに、何らかの染色体異常をもつ子が生まれる頻度は上昇する。39歳以上では何らかの染色体異常を持つ子が生まれる頻度が100人に１人との知見が得られている。

○こうした女性や子どもへの影響を考慮すると、妊娠・出産を希望する方の安心・安全な妊娠・出産に資するという観点から、リスクが相対的に少ない年齢で治療を開始することが望ましく、特定治療支援事業の助成対象を一定の年齢以下にすることが適当であると考えられる。ただし、特定不妊治療を受ける方の年齢構成の変化に留意するとともに、現に特定治療支援事業を利用している方に配慮することが必要である。

○具体的には、以下の医学的知見や特定治療支援事業のこれまでの利用状況等を踏まえ、43歳未満とすることが適当であると考えられる。

（医学的知見）

・妊産婦死亡率は、30代半ばでは出産十万件あたり約６件で推移しているが、37歳以降10件を超え、さらに、42歳で27.1件、43歳で38.0件と大幅に増加する。

・特定不妊治療を行った場合の生産分娩率は年齢とともに低下し、流産率は年齢とともに上昇する。

　（40歳以上では流産率が30%、43歳以上では50%を超え、分娩に至る割合は50回に１回となる）

・妊娠高血圧症候群等の産科合併症のリスクは40歳を超えると、急峻に上昇し、妊娠高血圧症候群については、30歳を基準とすると40歳以上で相対リスクが1.7倍超、43歳以上で２倍超となる。

・周産期死亡率は30代後半から上昇し、40歳以上では出産千件当たり7.0件、43歳以上では出産千件あたり10件を上回る。

（特定治療支援事業のこれまでの利用状況等）

・特定不妊治療を受ける方のうち、40歳以上の方の割合も増加している。

・特定治療支援事業の助成対象者の3割以上が40歳以上である。

・40歳以上で治療を開始した場合の生産分娩率は相対的に低いものの、妊娠・出産に至る方もいる。

○なお、近年、男性の年齢が妊娠・出産に与える影響についても、複数の研究報告が見られるが、今回の見直しにおいては、男性について助成対象年齢を設けることは時期尚早であると考えられる。そのため、将来的に、改めて医学的知見等を検証し、見直しについて検討する必要がある。

③年間助成回数

○年間助成回数（現在は年2回まで（初年度は3回まで））については、事業開始（平成16年度）以降、治療技術の進歩や不妊治療を受ける方の増加に伴う治療パターンの多様化を踏まえ、回数の増加を図ってきた。

○今回の見直しに当たっては、特定不妊治療を受ける方の身体への負担の少ない治療法等が選択できるようになってきたことを踏まえ、相対的にリスクが少なく、出産に至る確率の高い、より早い段階での治療の機会を確保する観点から、年間の助成回数については、制限を設けないこととすることが適当である。

④通算助成回数

○特定不妊治療を受けた方の累積分娩割合は、6回までは回数を重ねるごとに明らかに増加する傾向にあるが、6回を超えるとその増加傾向は緩慢となり、分娩に至った方のうち約90%は、6回までの治療で妊娠・出産に至っているという研究報告がなされている。

○また、累積分娩割合を年齢5歳階級ごとに比較した場合、30〜34歳及び35〜39歳においては、治療回数を重ねるにつれて累積分娩割合は増加しているが、40歳以上では、治療回数を重ねても累積分娩割合はほとんど増加しない。

○これらの医学的知見を踏まえると、通算助成回数（現在は10回まで）については、年齢による差を設け、40歳未満で助成を開始した場合には通算6回とし、40歳以上で助成を開始した場合については、採卵から受精、そして胚移植に至るまでには、一定の治療回数を要することを考慮するとともに、諸外国における助成回数等を参考にして、通算3回とすることが適当である。

⑤通算助成期間

○通算助成期間（現在は5年間）については、

・治療パターンや夫婦のライフスタイルの多様化、仕事との兼ね合い等、不妊治療に取り組む方には、様々なケースがあること

・現行の通算助成期間の5年が事実上治療期間の目安となり、治療の継続・中止の判断を行うに当たり、身体的・精神的な負担よりも通算助成期間が大きな要素となってしまっている例もあるとの指摘もあること

・年間助成回数の制限を設けない場合には、比較的早期に集中的に治療が行われ、通算助成期間の制限を設けないこととしても徒に治療期間が長期化することは考えにくいこと

から、制限を設けないこととすることが適当である。

※②～⑤を踏まえた見直し案

　　・助成対象年齢は43歳未満

　　・通算助成回数は6回（40歳以降で治療を開始した場合は3回）

　　・年間助成回数及び通算助成期間については制限を設けない

⑥見直しの実施時期

○助成対象範囲の見直しにあたっては、特定治療支援事業を利用する方や不妊治療の実施
　医療機関等に無用な混乱を招かないよう、適切な移行措置を講ずることが必要である。
　また、現在、特定治療支援事業を利用している方への配慮も必要である。

○そのため、助成対象範囲の見直しの実施時期については、

　①現在、特定治療支援事業を利用している方等に配慮することが必要である。

　②今回の見直しは、医学的知見等を踏まえて、より安心・安全な妊娠・出産に資するも
　　のであることにかんがみ、その早期移行を図ることが望ましい。

　③見直しによって特定の時期に治療を集中させてしまう等の混乱がないよう、助成を受
　　ける方が計画的に治療を受けることができ、支給事務を行う自治体においても混乱が
　　生じないように配慮することが必要である。

　④助成を受ける方にとって、助成回数、助成期間等が分かりやすいものであることが重
　　要である。

　という視点を踏まえ、助成対象年齢、年間助成回数、通算助成回数及び通算助成期間そ
　れぞれについて、適切な時期に見直しを行うことが適当である。

○また、医療機関の指定要件の見直しについては、治療を希望する方の視点に立ち、その
　利便性の確保に配慮しつつ、治療の質を高める観点から厳格化を図るものであることに
　かんがみ、可能な限り早期に実施することが望ましい。ただし、その際には、現在、指
　定を受けている医療機関への配慮が必要である。

3）　医療機関に関する情報公開

○不妊治療を希望する方の医療機関の選択に資する観点から、医療機関に関する情報の透
　明性を確保することは非常に重要である。

○医療機関のホームページ上の情報公開のあり方については、「医療機関ホームページガ
　イドライン」に沿って、自主的な取組が行われることが望ましい。

○一方で、治療成績等、医学的知識や統計学的知識がなければ正確な理解が難しい情報も
　あることから、そうしたものについては、積極的に公表することも必要であるが、まず
　は関係学会等での取組を注視し慎重に検討すべきと考えられる。

○また、治療成績等の情報については、情報の提供側のみならず、情報の受け手である治
　療を受ける方自らが、基礎的な知識を身につけることも重要である。そのためには、国
　においては、関係学会や不妊に悩む方を支援する団体等の協力を得ながら、正確な理解
　を促すための取組を進めることが必要である。

○こうした医療機関に関する情報については、現在、インターネット等において多量の情

報が氾濫していることから、不妊治療を希望する方等が、必要とする情報を容易に把握できる方策について、引き続き、厚生労働省において検討すべきである。

４．おわりに

○今後も、不妊治療へのニーズは高まっていくことが予想されるが、本報告書の内容を踏まえ、厚生労働省において必要な対応が講じられることを求めたい。

○その際には、特に、３(1)に述べた基本的な考え方を国民に丁寧に説明していくべきである。

○また、不妊治療については、妊娠・出産を取り巻く社会環境の変化など、その背景の変化がめまぐるしい。そのため、今後も、こうした実情を踏まえて、必要な検討と見直しが行われていく必要がある。

○なお、本報告書は、不妊に悩む方への支援のあり方についての検討結果をとりまとめたものであるが、そもそも、家族形成には、里親、養子縁組等も含めた多様な形態があり、不妊治療を受けるかどうか、結婚や妊娠・出産を経験するかどうかにかかわらず、広く支援が行われることが重要である。併せて、子育て支援においては、子どもの健やかな育成を図るため、妊娠期から子育て期にかけて、切れ目ない支援が行われていくことも重要である。支援にあたっては、行政や企業など関係者が連携・協力し、子どもを産み育てやすい社会環境づくりを進めることが不可欠であり、厚生労働省にはそうした取組の先頭に立つことを求めたい。

不妊に悩む方への特定治療支援事業等のあり方に関する検討会報告書　参考資料
http://www.mhlw.go.jp/file/04-Houdouhappyou-11908000-Koyoukintoujidoukateikyoku-Boshihokenka/0000016944.pdf

不妊に悩む方への特定治療支援事業等のあり方に関する検討会　構成員名簿

石原　　理	埼玉医科大学産科婦人科教授
今村　定臣	日本医師会常任理事
小崎　里華	国立成育医療研究センター器官病態系内科部遺伝診療科医長
齊藤　英和	国立成育医療研究センター母性医療診療部不妊診療科医長
島崎　謙治	政策研究大学院大教授
鈴木　良子	フィンレージの会スタッフ
鶴田　憲一	静岡県理事（医療衛生担当）
平山　史朗	東京ＨＡＲＴクリニック　臨床心理士　生殖心理カウンセラー 日本生殖医療心理カウンセリング学会副理事長
松本亜樹子	ＮＰＯ法人Ｆｉｎｅ（ファイン）理事長
見尾　保幸	ＪＩＳＡＲＴ（日本生殖補助医療標準化機関）理事長 ミオ・ファティリティ・クリニック院長
村上貴美子	蔵本ウイメンズクリニック看護師長　不妊症看護認定看護師
森　　明子	聖路加看護大学母性看護・助産学研究室教授 日本生殖看護学会理事
柳田　　薫	国際医療福祉大学病院リプロダクションセンター教授
◎吉村　泰典	慶應義塾大学医学部産婦人科教授 日本生殖医学会理事長

(50音順、敬称略、◎は座長)

不妊に悩む方への特定治療支援事業等のあり方に関する検討会　開催日程

第 1 回　平成25年 5 月 2 日
　　　（1）不妊に悩む方への特定治療支援事業の今後のあり方について
　　　（2）その他

第 2 回　平成25年 5 月27日
　　　（1）不妊に悩む方への特定治療支援事業の今後のあり方について
　　　（2）その他

第 3 回　平成25年 6 月28日
　　　（1）不妊に悩む方への特定治療支援事業等の今後のあり方について
　　　（2）その他

第 4 回　平成25年 7 月29日
　　　（1）不妊に悩む方への特定治療支援事業等の今後のあり方について
　　　（2）その他

第 5 回　平成25年 8 月19日
　　　（1）不妊に悩む方への特定治療支援事業等の今後のあり方について
　　　（2）その他

MEMO

わが国の母子保健　―令和3年―

令和3年4月発行

発　　行　公益財団法人 母子衛生研究会
　　　　　東京都千代田区外神田2-18-7（〒101-8983）
　　　　　TEL　03-4334-1188
　　　　　FAX　03-4334-1181
発 行 人　江井 俊秀

　　　　　　　　定価　本体2,000円＋税
　　　　　　　　　　　　　　　　　　教材ID　210402